はじめに

「健康に、歳を重ねるにはどうしたらよいか」という問いに答えるならば、"食のバランスを整えるトレーニングが効果的で、運動と同じく、真剣に取り組む心がけと、続ける努力が効果をもたらす"となるでしょう。

　そこで、いかに努力が続けられるかを徹底的に考えて、この本をまとめました。

　バランスのよい食が整えられるよう、ふだん作ろうと思うと手間のかかる1人分の煮物、煮魚などを手軽においしく作る方法を紹介しています。どのレシピも電子レンジ、トースター、グリルなどで1人分の料理から作れる工夫をしています。直火を使わないので、調理のコツをつかめば、安全にバランスのよい献立を整えることができます。

　女子栄養大学栄養クリニックが創設されて半世紀、食事の研究と食事相談をしてきました。健康を大きく左右するのは、やはり日常の食であることを実感しています。高齢期の栄養不足を解消できるよう、皆さまのお役に立てていただければ幸いです。

女子栄養大学栄養クリニック

教授　蒲池桂子

特別講師　今泉久美

『女子栄養大学栄養クリニック 70歳からの 火を使わないパパッと絶品ごはん』 もくじ

主菜

副菜

主食

汁もの

作りおき

本書で使用する容器について

◆電子レンジ：耐熱の容器を使います

　600Wのレンジを基本に使っていますが、機種や使う耐熱容器によって加熱時間は異なります。機種によっては上から加熱されるものもあります。加熱が不十分な場合は、上下を返して追加で数十秒ずつ加熱します。

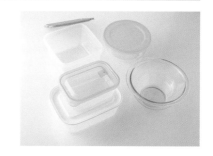

◆電子レンジ：フタをずらして使います

　フタのある耐熱容器は、基本的にはフタを少しずらしてのせます。耐熱ボウルなどはフタがないのでラップを使用します。汁けの多いものは吹きこぼれるので、注意しましょう。

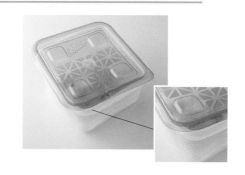

◆電子レンジ：落としラップをしましょう

　煮汁の少ない少量調理になるので、上部が乾燥して野菜などが硬くならないよう、落としブタのようにラップをして加熱している場合があります。蒸し鶏（40ページ）などの加熱後に冷ますときに使うと、しっとり仕上がります。

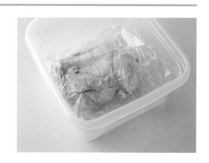

◆トースター・グリル：スキレットや焼き物専用のグリル板を使います

　加熱効率がよく、短時間で火が通ります。重さがあり、持ち手が熱くなるので気をつけましょう。専用のグリル板や容器がついているものは使用方法を確認してください。下ごしらえのとき、スキレットは電子レンジに使えません。

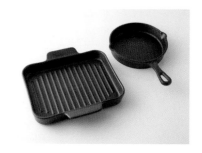

ちゃんと食べているつもりでも栄養が足りていないかもしれません

栄養状態が健康長寿のカギ

「人生100年時代」といわれていますが、介護を必要とせずに自立した生活を送ることができる「健康寿命」は平均寿命を大きく下回り、認知症や寝たきりになって自分の思うような生活ができない「要介護期間」の平均は女性で約12年、男性で約9年あると考えられています（令和4年版高齢社会白書／全体版）。いつまでも自分の力で楽しく過ごしていくには、できるだけ健康寿命を延ばしたいものです。

　それには、体に必要な栄養をとることが大切です。「私はちゃんと食べているから大丈夫」と思うかもしれませんが、実際には「食べていても栄養が足りていない」という人が少なくないのです。

大切なのは食事の量と内容

　高齢期になると、活動量や咀嚼力の低下などから食が細くなり、栄養不足に陥りやすくなります。食べやすいからといって食事を菓子パンで済ませていたり、ごはんやうどん、そばなど主食だけで、おかずを食べていなかったりしていませんか？　また、健康のためによかれと思って、肉を食べずに野菜だけを食べていたり、油を極端に控えていたりする人もいるのではないでしょうか。このような食生活を続けていると、いつの間にか栄養不足に陥って筋肉が痩せ細り、骨ももろくなります。思うように歩けなくなったり骨折しやすくなったりします。感染症に対しても弱くなって風邪をひきやすくなり、免疫力が落ちて肺炎を引き起こすこともあるのです。

　逆に太るからと、主食（ごはん）を食べずにおかずだけですませていませんか？　そういった食事は、脂肪や糖分、塩分のとりすぎなどでメタボリックシンドロームや糖尿病などの生活習慣病になりやすい傾向にあります。

体を健康に保つためには、必要なエネルギーの中で栄養バランスよく食べる必要があるのです。

まずは、下のチェックリストを使って、自分は低栄養の状態になっていないか、知ることから始めましょう。

栄養状態チェックリスト

次の質問に対して「はい」または「いいえ」に〇をつけてください。

1	口内炎ができやすく、治りにくいと感じますか	はい	いいえ
2	口が渇きやすく、唾液が減ってきたと感じていますか	はい	いいえ
3	歯が悪く、食べられないものが多くありますか	はい	いいえ
4	顔色が悪くなったと言われることがありますか	はい	いいえ
5	肌がカサカサして、かゆみを感じますか	はい	いいえ
6	以前より、風邪をひきやすくなりましたか	はい	いいえ
7	寝つきが悪い、眠れないなどの症状がありますか	はい	いいえ
8	病み上がりで、なかなか体調が戻らないと感じていますか	はい	いいえ
9	食べる量が少なくなってきたと感じますか	はい	いいえ
10	主菜（肉、魚などのおかず）の量が減ってきましたか	はい	いいえ

結果：1つでも「はい」に〇がついたら、低栄養の可能性があります

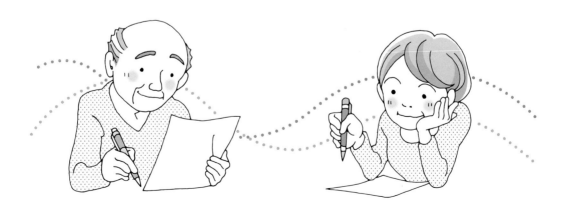

70歳からの
食事のポイント

一日3食を必ず食べましょう

　体を動かす機会が少ないとお腹がすかず、一日2食で十分という人もいるかもしれません。とはいうものの、食事時間は、生活リズムを整えるうえで重要な役割を果たしています。そこで、量は加減してでも、まずは、朝起きたところでできるだけすぐに食事をとります。すると、体温が上がり、活動しやすくなります。また、昼食、夕食もなるべく食べる時刻を決めておくと、体のリズムが整いますので、健康を保つためにも、活動的な日々を送るためにも大切です。

毎日さまざまな食品をとりましょう

①調理が簡単で栄養価の高いものを！　―乳・乳製品と卵について―

　70歳を過ぎると、一緒に食事をする人数が以前よりも減っていき、一日に食べる食品の数が減りがちです。そんな中でも心がけたいのが、いろいろな食品を少しずつでも食べる工夫です。食べていただきたい食品は、右図の「四群点数法®」を参考にするとよいでしょう。

　特に1群に含まれる乳・乳製品と卵については、たんぱく質とビタミンB群、カルシウムが効率よくとれるうえに、調理に手間がかからないので高齢者には最適です。一日牛乳1杯とヨーグルトやチーズなど、卵1個程度を食べるよう心がけます。

②たんぱく質ファーストで！　―肉、魚、豆、豆製品について―

　見た目はふくよかで健康的と思われる体型の方でも、やる気が出ない、階段を上がると息切れがする、眠れないなど、疲れやすいと感じてしまう方は意外と多いのではないでしょうか。じつは、どんな体型をしていても、このような症状がある場合はたんぱく質不足の可能性があります。

　毎日の食事の中で2群に含まれる肉、魚などの動物性食品や、大豆を代表と

するたんぱく質が多く含まれる植物性の食品をとるよう心がけます。塩分は控えめに、酢やだしをきかせたおかずがおすすめです。

③彩りも大切に！　―野菜、いも類、果物、海藻、きのこ類について―

　３群に当たる野菜やいも類、果物、海藻、きのこ類は、食卓に彩りを添え、また季節を感じさせる旬の食材は食欲をわかせます。栄養的には、食物繊維やビタミンC、カロテンなどを含み、便秘や下痢予防だけでなく、老化防止や体の痛みなどをおさえる役目もあります。ぜひ食卓には、緑や赤、黄色などの彩りをそろえてみましょう。それが健康の秘訣となります。

④ごはんもわすれずに！　おやつに回す工夫も！

　主食のごはんやパン、めん類も食べましょう。ただし一度に量が食べられない場合はおやつの時間を作るとよいでしょう。焼きいもなどは主食の代わりになります。食欲のないときでもカステラや胚芽入りビスケット、ヨーグルトやプリンなどはエネルギーやたんぱく質を補えます。

【四群点数法®】 1日分の食材1600kcal ＝ 1点80kcalとしたときの20点分の例

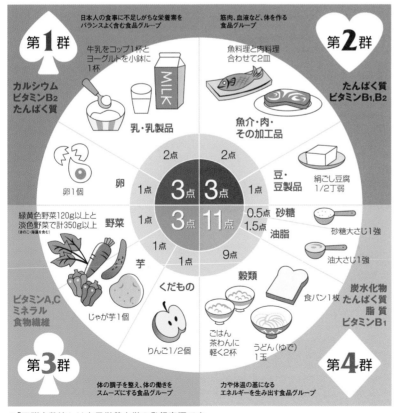

※高血圧、糖尿病、心臓疾患、アレルギー、その他の病気で、薬を服用している人や食事制限を受けている人は、医師や専門家に相談してからご利用ください

＊「四群点数法」は女子栄養大学の登録商標です。

低栄養と筋力低下に気をつけましょう

高齢期は低栄養に陥りやすい

　加齢によって筋肉や筋力が衰えてくると、体を動かすことが億劫になりがちです。筋肉は動かさなければ衰える一方なので、ますます動かなく（動けなく）なってしまいます。

　体を動かさないとお腹もなかなか減らないので、食事量が少なくなったり、食事を抜いたりして低栄養状態を招いてしまう……というのが、歳を重ねるにつれて多くみられるパターンです。

低栄養はフレイルを促す

　低栄養によって筋肉量や筋力が低下し、それによって運動が不足すると食欲も低下し、ますます低栄養になってしまうという悪循環のことを、「フレイルサイクル」といいます。

「フレイル」とは、加齢による身体的・認知的機能が低下した状態のことで、要介護状態の一歩手前といってもいいでしょう。

　フレイルには、身体的フレイル（ロコモティブシンドローム、サルコペニアなど）、社会的フレイル（孤独、閉じこもりなど）、精神・心理的フレイル（うつ、認知症など）の３つの側面があり、それぞれがお互いに関わっています。

　このうち身体的フレイルは最も現れやすく、ロコモティブシンドロームはその代表的な症状です。立つ、歩くなど体を動かす運動機能が低下し、要介護になるリスクが高い状態ですが、その引き金となるのが筋肉量の減少（サルコペニア）です。

歩行速度や握力が低下していたら要注意

「歳をとったから、痩せても仕方がない」と思う人もいるでしょう。しかし、

痩せてくるのは低栄養である可能性があります。

　また、横断歩道で青信号のうちに渡り切れるかどうか心配になるなど、歩く速度が遅くなったり、ペットボトルのキャップを開けにくいなど、以前より握力がなくなったりしていたら、フレイルやサルコペニアの疑いがあります。

　フレイル（サルコペニア）の危険度をチェックする「指輪っかテスト」というものがありますのでやってみましょう。

【簡単！　指輪っかテスト】

東京大学 高齢社会総合研究機構・飯島研究室公式サイト「フレイルを知ろう」より作成

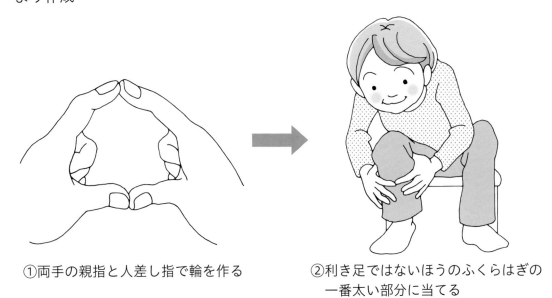

①両手の親指と人差し指で輪を作る　　②利き足ではないほうのふくらはぎの
　　　　　　　　　　　　　　　　　　　一番太い部分に当てる

低い　←　サルコペニアの可能性　→　高い

囲めない　　　　ちょうど囲める　　　　隙間ができる

体に必要な栄養を
効率よくとるためのコツ

「肉」「魚」「大豆・大豆製品」を1対1対1の割合で

　70歳以降は、積極的にとりたいたんぱく質。一日のうち、「肉」「魚」「大豆・大豆製品」を1対1対1のカロリーの割合でとるようにしましょう。それぞれ、自分の片手のひらに収まる量が目安です。加えて卵1個、牛乳コップ1杯、ヨーグルト小鉢に1杯かチーズ1切れ（25g）をとると、一日に必要なたんぱく質を摂取できます。

"旬の味"を楽しむ

　旬の食材は、ほかの季節と比べて栄養価が高く、免疫力を上げる効果もあります。そのものの香りや味も濃く、少ない調味料でもおいしく味わえるので、減塩効果も期待できます。比較的安価なのも大きな魅力です。

　また、季節ごとに新鮮な果物が手に入るのは、四季のある日本ならでは。果物には、不足しがちなビタミン、ミネラル、食物繊維が豊富です。りんご、みかん、いちごなど、旬の果物を一日1回とることをおすすめします。

歯の健康をキープする

　食べ物の消化・吸収を高めるために、よく噛んで食べ、唾液の分泌を促しましょう。それにはまず歯が健康であることが重要。食後の歯磨きを欠かさないことと、定期的に歯科で歯の状態をチェックしてもらうことが大切です。しっかり噛めるようになれば、食欲もわいてきます。なお、よく噛むことは、認知症予防にもつながることがわかっています。

「火を使わない」料理で気をつけたいこと

料理の前に必ず手を洗い、キッチン周りも清潔に

料理にとりかかる前には必ず手を洗い、雑菌が食品につかないようにしましょう。また、この本では食材を生のまま使って作るレシピもあります。食中毒などを防ぐためにも、キッチン周りは清潔にして、まな板は生食用と加熱用を分け、包丁なども使うたびに洗います。

天然の殺菌作用、香味野菜を多用する

この本でも、しょうがやねぎ、にんにくなどの香味野菜を使ったレシピをたくさん紹介していますが、香味野菜は料理の風味がよくなるだけでなく、殺菌効果もあります。わさびや唐辛子なども同様です。これら香味野菜には体を温める働きもあり、免疫力アップにもつながります。

やけどに注意

料理に使った耐熱容器は、電子レンジから出した直後は高温になっています。蒸気でやけどをする恐れがあります。また、レンジ調理の加熱時間は厳守してください。加熱しすぎると、食材が突然沸騰して（突沸）危険です。また、レンジ加熱後、食材の上下を返すときも、やけどに気をつけましょう。

グリルやトースターを使う料理の場合も、電子レンジ同様、取り出したばかりの容器は高温になっているので、注意しましょう。

また、電子レンジやグリル、トースター、炊飯器は、取扱説明書にない使い方は絶対にしないでください。

「火を使わない」料理を
おいしく仕上げるために

材料は正しく計量しましょう

　材料のg数は、皮や種などを除いた正味量です。肉や魚の骨つきは、加熱するときの分量をさします。素材を冷蔵庫（特にチルド室）から出したての場合は10分ほどおいて、加熱不足や加熱むらをなくします。電子レンジ加熱の場合はg数をなるべく正確に計量するのがコツです。分量が多くなると加熱時間が長くなり、うまく加熱できない場合もあります。

加工食品を上手に活用しましょう

　本書では、生の肉、魚に加え、保存期間の比較的長い、缶詰、魚肉ソーセージ、練り製品、肉加工品も使っています。加工食品は塩分を含むので、味つけを控えめにするなどの工夫をしています。最近では減塩タイプのものも多く出回っているので、それらを活用してもよいでしょう。

電子レンジ調理

　基本はフタやラップをしますが、汁けを煮詰めたいときは両端を開けたり、少量調理なので上の部分までしっとり加熱できるように、加熱時や加熱後に落としラップ（5ページ参照）をするなど工夫してみました。煮物は加熱したあとに落としラップをして数分おくことで余熱調理され、より味がしみておいしくなります。

　ひき肉料理、炒め物などは小さい耐熱ボウルを使っていますが、加熱オーバーにならないように気をつけてください。ほかの耐熱容器でも構いませんが、ボウルだと加熱後に混ぜやすいという利点があります。

本書の使い方

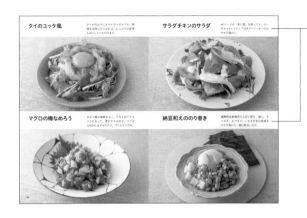

代替素材やおいしい食べ方を
示しています

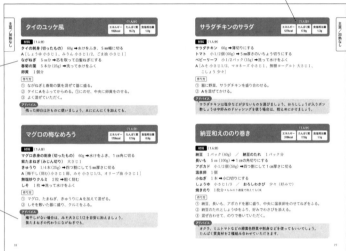

１人分あたりのエネルギー、
たんぱく質、食塩相当量を示
しています

材料のg数は皮や種などを
除いた正味量です
肉や魚の骨つきの場合は、
骨つきの分量です

食材や調理方法についての
栄養情報や献立例等を紹介
しています

・大さじ１は15㎖、小さじ１は5㎖です。

・塩は小さじ１が5gのものを使用しています。

・梅干しは塩分13〜14パーセントのものを使用しています。

・油は、特に記載のないものは米油を使用しています。

・電子レンジの加熱時間は600Wを基準にしています。500Wの場合は時間を、
　1.2倍を目安にしてください。

・オーブントースターは、1000〜1200Wのものを使用したときの加熱時間の目
　安です。

・野菜類は洗う、皮をむく、へたなどを取る、きのこ類は軸を落とすなどの下処
　理を済ませてからの手順を示しています。

※本書は器に盛りつけたときの、汁けを含む食塩相当量を表記しています。減塩を心がけている方
　は汁を残して召し上がってください

タイのユッケ風

タイの代わりにカツオやマグロでも。卵黄を全体にからめれば、たっぷりの春菊もおいしくいただけます。

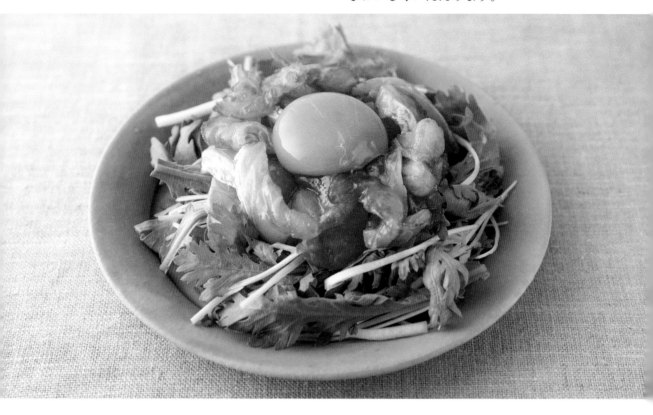

マグロの梅なめろう

みそと梅の風味がよく、クルミがアクセントになって、箸がすすみます。マグロのほかにカツオやアジ、イワシなどでも。

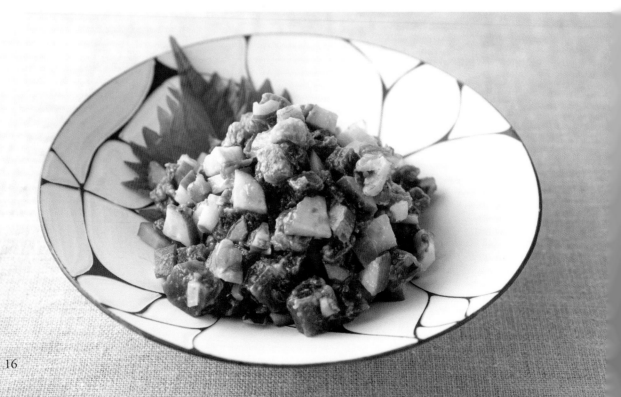

サラダチキンのサラダ

40ページの「蒸し鶏」を使っても。ヨーグルトドレッシングはクリーミーかつさわやかな味わい。

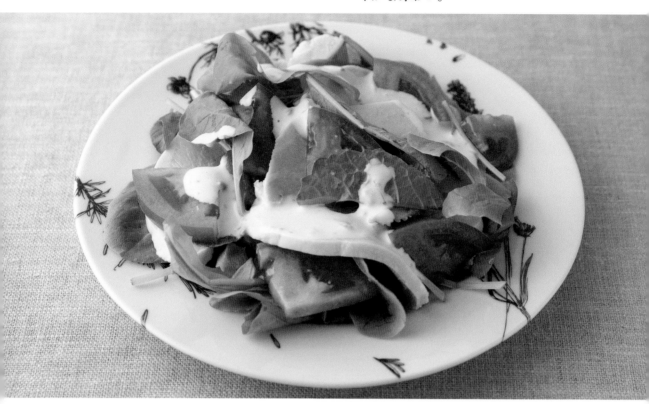

納豆和えののり巻き

植物性＆動物性たんぱく質を一皿に。サクサク、ネバネバ……さまざまな食感をのりで巻いて一緒に味わいます。

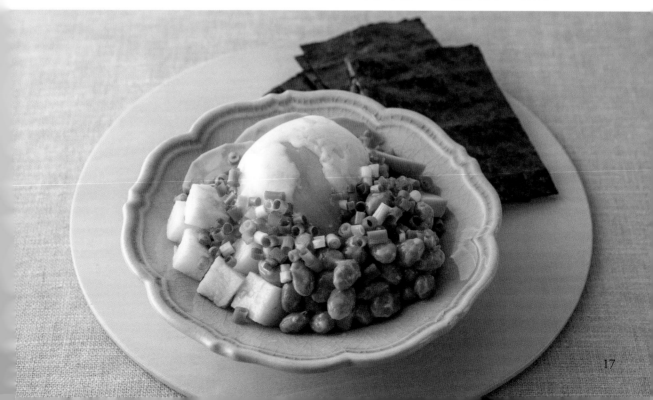

タイのユッケ風

〈1人分〉

エネルギー	たんぱく質	食塩相当量
192kcal	16.7g	1.0g

材料（1人分）

タイの刺身（切ったもの） 60g ➡水けをふき、5mm幅に切る

A［しょうゆ 小さじ1、みりん 小さじ1/2、ごま油 小さじ1］

ながねぎ 5cm分 ➡芯を取って白髪ねぎにする

春菊の葉 5本分（25g）➡洗って水けをふく

卵黄 1個分

作り方

① ながねぎと春菊の葉を混ぜて器に盛る。

② タイに**A**をふってからめる。①にのせ、中央に卵黄をのせる。

③ よく混ぜていただく。

アドバイス

残った卵白は汁ものに使いましょう。**A**ににんにくを加えても。

マグロの梅なめろう

〈1人分〉

エネルギー	たんぱく質	食塩相当量
170kcal	17.0g	0.9g

材料（1人分）

マグロ赤身の刺身（切ったもの） 60g ➡水けをふき、1cm角に切る

紫たまねぎ（みじん切り） 大さじ1

きゅうり 1/4本（25g）➡四つ割にして5mm厚さに切る

A［梅干し（刻む）小さじ1弱、みそ 小さじ1/3、オリーブ油 小さじ1］

無塩炒りクルミ 2粒 ➡粗く刻む

しそ 1枚 ➡洗って水けをふく

作り方

① マグロ、たまねぎ、きゅうりに**A**を加えて混ぜる。

② しそを敷いた器に盛り、クルミをふる。

アドバイス

梅干しがない場合は、みそ大さじ1/2を目安に加えましょう。
紫たまねぎの代わりにながねぎでも。

サラダチキンのサラダ

〈1人分〉

エネルギー	たんぱく質	食塩相当量
127kcal	17.9g	1.3g

材料 （1人分）

サラダチキン　60g ➡ 薄切りにする

トマト　小1/2個（60g）➡ 5mm厚さのいちょう切りにする

ベビーリーフ　小1/2パック（15g）➡ 洗って水けをふく

A［みそ 小さじ1/2、マヨネーズ 小さじ1、無糖ヨーグルト 大さじ1、
　　こしょう 少々］

作り方

① 器に野菜、サラダチキンを盛り合わせる。

② Aを混ぜてかける。

アドバイス

サラダチキンは塩分などが少ないものを選びましょう。おろししょうが入りポン
酢しょうゆや好みのドレッシングを使う場合は、控えめにかけましょう。

納豆和えののり巻き

〈1人分〉

エネルギー	たんぱく質	食塩相当量
318kcal	17.8g	1.1g

材料 （1人分）

納豆　1パック（40g）　／　**納豆のたれ**　1パック分

長いも　5cm（100g）➡ 1cmの角切りにする

アボカド　小1/2個（50g）➡ 四つ割にして1cm厚さに切る

温泉卵　1個

小ねぎ　1本 ➡ 小口切りにする

しょうゆ　小さじ1/3　／　**おろしわさび**　少々（好みで）

焼きのり　1枚分 ＊もみのり適量で和えてもOK

作り方

① 納豆、長いも、アボカドを器に盛り、中央に温泉卵をのせてねぎをふる。

② 納豆のたれとしょうゆをふり、好みでわさびを添える。

③ 混ぜ合わせて、のりで巻いていただく。

アドバイス

オクラ、ミニトマトなどの緑黄色野菜や刺身などを使ってもいいでしょう。
たんぱく質食材を2種組み合わせていただきます。

タラのわかめ蒸し

たった5分で割烹風の一品が完成します。
タイやサワラなどでも美味。

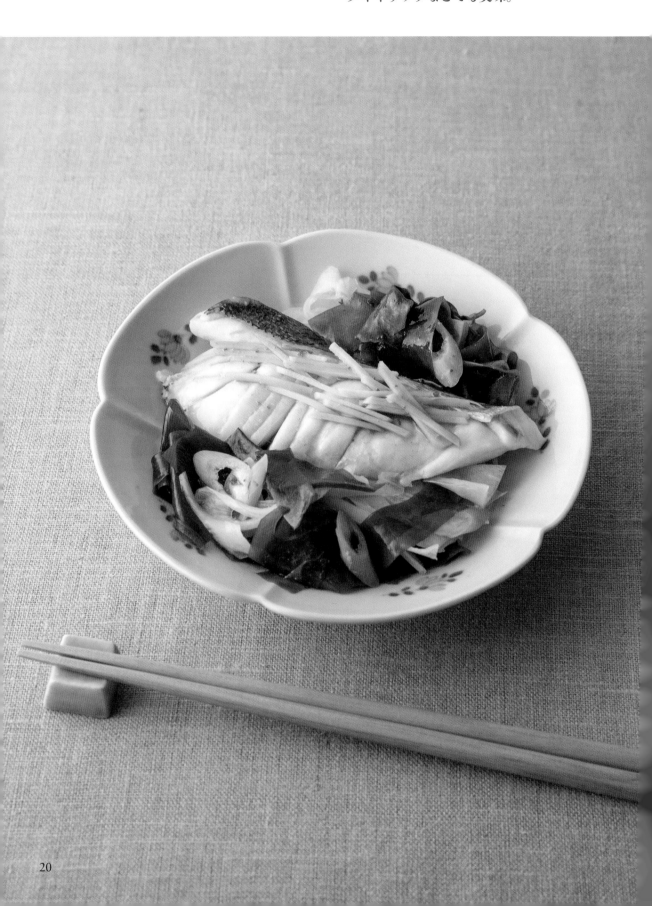

サバのみそ煮

キャベツの代わりにたまねぎやながねぎ
などでも。きのこはありあわせのもので。

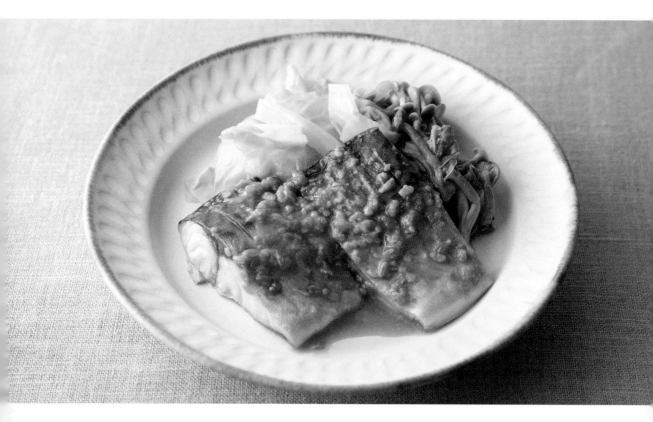

イワシの梅風味煮

梅干しがアクセントになっておいしい。
しいたけの代わりにしめじを使っても。

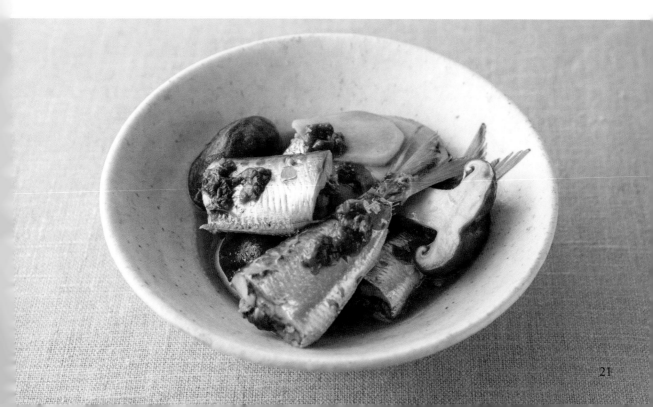

タラのわかめ蒸し

〈1人分〉

エネルギー	たんぱく質	食塩相当量
125kcal	17.0g	1.2g

主菜／電子レンジ

材料（1人分）

生タラ　1切れ（90g）➡酒少々をからめてふく

カットわかめ　小さじ2 ➡たっぷりの水で戻して水けを絞る

ながねぎ　1/4本（25g）➡斜め薄切りにする

酒　大さじ1

水　大さじ2

しょうが　薄切り2枚分 ➡千切りにする

A［ポン酢しょうゆ 大さじ1/2、豆板醤（トウバンジャン） 少々、ごま油 小さじ1］

作り方

① 耐熱容器に、ねぎとわかめを敷き、タラをのせる。

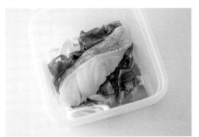

② 酒と水をふってフタをのせ（少しずらす）、レンジに3分ほどかける。

③ そのまま2分おき、汁けをきって器に盛り、しょうがをのせ、混ぜた**A**を
かける。

アドバイス

副菜は、ほうれん草のごま和えやごぼうとにんじんのきんぴらなどに。

電子レンジ調理のコツ

　今回の本では、電子レンジはターンテーブルなしのものを使っています。
機種によっては上下の加熱に差が出るものもありますので、お使いの機種
を確認して作りましょう。

　1人分のレシピは、g数をはからないとうまく調理できませんが、レシ
ピの野菜の合計を合わせて使ったり、肉や魚などのg数がピッタリでない
場合は、100gあたり2分を目安に加減してください。

サバのみそ煮

〈1人分〉

エネルギー	たんぱく質	食塩相当量
243kcal	17.3g	1.7g

主菜／電子レンジ

材料（1人分）

サバ 1切れ（70g）➡半分に切り、酒少々をからめて水けをふく

キャベツ 1枚（50g）➡ざく切りにする

しめじ 小1/4パック（25g）➡根元を切ってほぐす

A［みそ 小さじ2、みりん 小さじ2、砂糖 小さじ1、酒大さじ1］

作り方

① 耐熱容器にサバを並べ、**A**を混ぜてかける。

② しめじとキャベツをのせて水少々（分量外）をふり、落としラップ（5ページ参照）をし、レンジに3分ほどかける。

③ 2分おいて器に盛る。

アドバイス

サバに味つけをし、野菜をのせることで少ない調味料でもおいしく仕上がります。

イワシの梅風味煮

〈1人分〉

エネルギー	たんぱく質	食塩相当量
209kcal	17.3g	1.4g

材料（1人分）

イワシ 小2尾（中骨付き90g）

➡2つにぶつ切りにし、ワタを取って洗い、水けをふく

ながねぎ 10㎝（25g）➡3つに切る

生しいたけ 2枚（30g）➡2つに切る

しょうが（薄切り） 4枚

梅干し（刻む） 小さじ1/2

A［しょうゆ 小さじ1、みりん 大さじ1、酢 小さじ1/2、酒大さじ1］

作り方

① 耐熱容器にイワシ、しょうがを入れ、混ぜた**A**をかけ、ねぎとしいたけをのせる。

② フタをのせて（少しずらす）、レンジに3分半ほどかける。

③ そのまま2分おいて器に盛り、イワシに梅干しを添える。

アサリと厚揚げの
オイスターソース炒め

アサリに厚揚げを加えてたんぱく質量を
アップ。アサリの塩味を生かし、オイス
ターソースは控えめに。

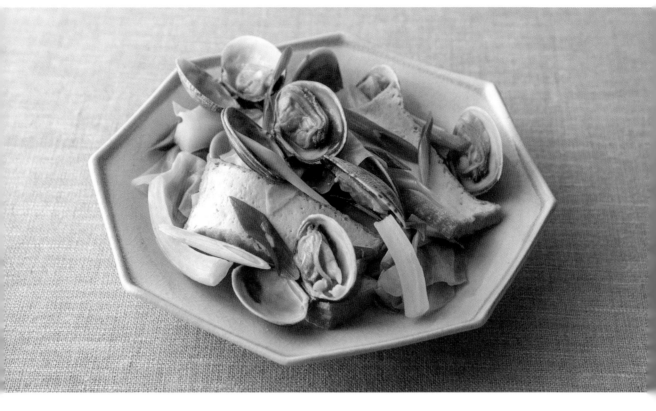

ホタテとカリフラワー、
パプリカの中華炒め

ホタテに片栗粉をからめて硬くなるのを
防ぎ、旨みを閉じ込めます。カリフラ
ワーをブロッコリーや青梗菜にしても。

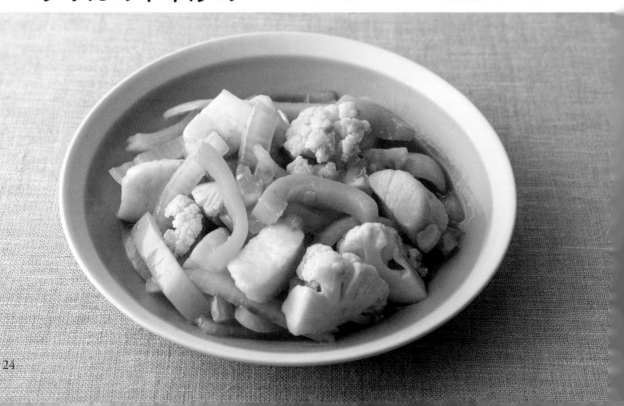

サワラの煮物

めんつゆで簡単煮物。レンジだと魚が煮崩れせず、ふっくら仕上がります。ギンダラやメカジキ、半分に切ったサバでも。

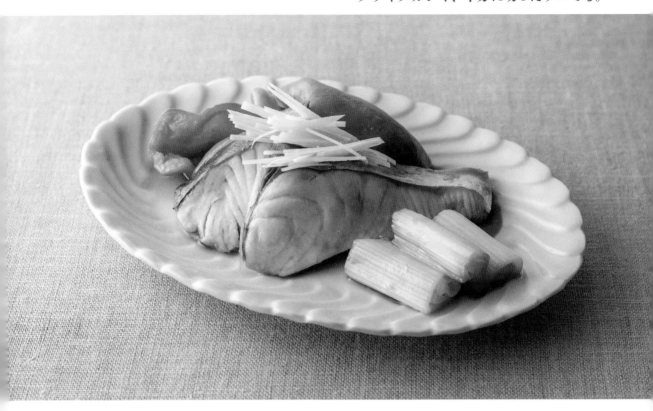

ブリ大根

ブリの旨みがしみた大根がおいしい。一度レンジにかけてから、ブリと一緒にもう一度レンジにかけるのがポイント。

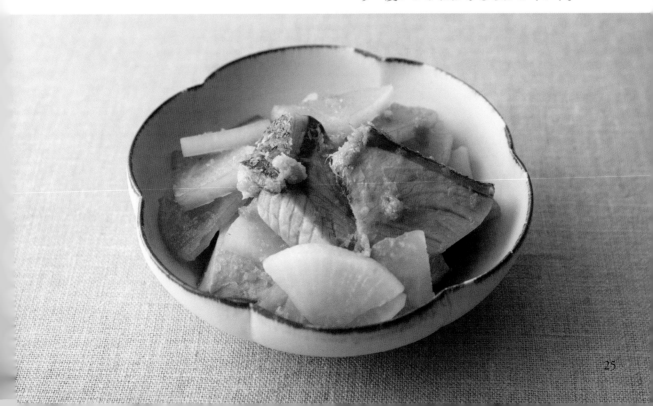

アサリと厚揚げの オイスターソース炒め

〈1人分〉

エネルギー	たんぱく質	食塩相当量
157kcal	10.4g	1.4g

材料 (1人分)

アサリ殻つき（砂出ししてこすり洗いしたもの） 120g

厚揚げ 約1/4枚（60g）➡油を抜いて薄切りにする

キャベツ 1枚（50g）➡ざく切りにする

A ［オイスターソース 小さじ1/2、白ワインまたは酒 大さじ1、
　　ごま油 小さじ1、こしょう 少々］

小ねぎ 1本 ➡斜め切りにする

作り方

① 耐熱容器にキャベツ、厚揚げ、アサリを順にのせる。

② 混ぜたAを全体にかけ、フタをのせて（少しずらす）、レンジに3分ほど
かける（アサリの口があけば加熱はOK）。

③ ねぎを加えて全体を混ぜて、器に盛る。

ホタテとカリフラワー、 パプリカの中華炒め

〈1人分〉

エネルギー	たんぱく質	食塩相当量
164kcal	16.6g	1.0g

材料 (1人分)

ホタテ貝柱 3個（80g）➡縦半分に切る

片栗粉 小さじ1/2

カリフラワー 60g ➡食べやすい大きさに切り分け、水につけて水けをきる

たまねぎ 1/4個（50g）➡横5mm幅に切る

黄パプリカ 1/4個（30g）➡横5mm幅に切る

A ［にんにく（チューブ）少々、オイスターソース 小さじ1、酒 大さじ1/2、
　　油 小さじ1、こしょう 少々］

作り方

① 耐熱容器にたまねぎ、パプリカ、片栗粉をまぶしたホタテ、カリフラワーを
順にのせ、混ぜたAをかける。

② フタをのせて（少しずらす）、レンジに3分ほどかけ、全体を混ぜて器に盛る。

サワラの煮物

〈1人分〉

エネルギー	たんぱく質	食塩相当量
167kcal	15.6g	1.9g

材料 （1人分）

サワラ 1切れ（70g）➡半分に切り、酒少々をからめて水けをふく

ピーマン 1個（30g）➡四つ割にする

ながねぎ 10cm（25g）➡半分に切って縦2つに割る

A［3倍濃縮めんつゆ 大さじ1弱、砂糖 小さじ1、酒 大さじ1/2］

しょうが 薄切り3枚分 ➡千切りにする

作り方

① 耐熱容器にサワラを入れ、**A**をかける。

② 空いているところにピーマンとねぎを入れてフタをのせ（少しずらす）、レンジに3分ほどかける。

③ 2分おいて器に盛り、汁をサワラにかけ、しょうがをのせる。

アドバイス

副菜はトマトやきゅうりを使った酢の物などに。

ブリ大根

〈1人分〉

エネルギー	たんぱく質	食塩相当量
290kcal	22.9g	2.2g

材料 （1人分）

大根 120g ➡5mm幅のイチョウ切りにする

ブリ 1切れ（100g）➡3つに切り、酒少々をからめて水けをふく

A［3倍濃縮めんつゆ・酒 各大さじ1、砂糖・おろししょうが 各小さじ1］

作り方

① 耐熱容器に大根を入れてフタをのせ（少しずらす）、レンジに2分半かける。

② ①の大根を取り出して、耐熱容器にブリを入れ、**A**を混ぜてかけてからめ、その上に大根を汁ごと入れる。

③ 落としラップ（5ページ参照）をしてレンジに3分ほどかけ、2分おいて器に盛る。

アドバイス

煮汁を残すと塩分をカットできます。副菜は水菜や生の春菊のサラダなどに。

エビチリ

電子レンジだと簡単に、スピーディに作れます。青梗菜（チンゲンサイ）の代わりに生のレタスの千切りを使っても。

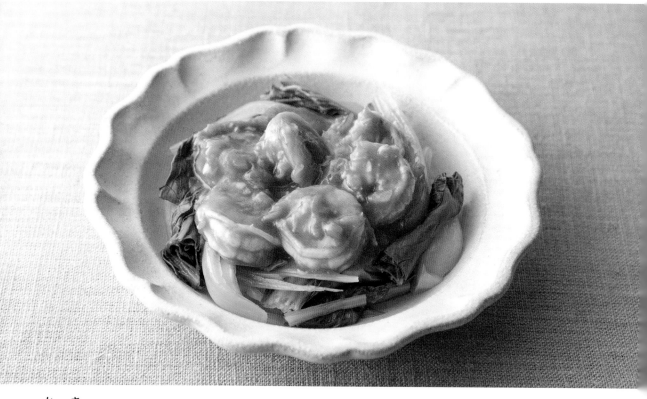

牡蠣（かき）と豆腐のレンジ蒸し

牡蠣の濃厚な味と淡白な豆腐は相性ばっちり。おろしポン酢しょうゆは控えめにかけます。

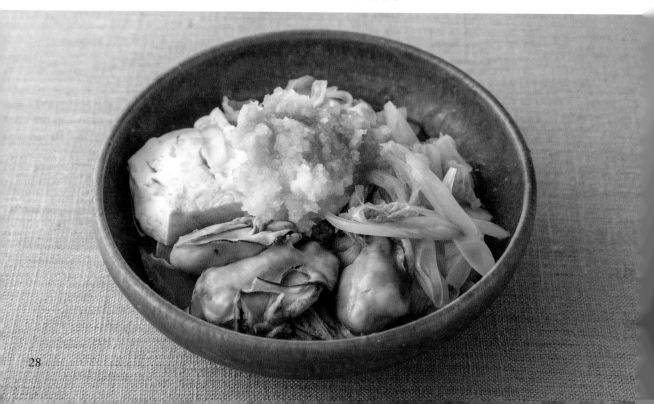

ローストビーフ

やわらかく仕上がるので、パンにはさんでサンドイッチにしてもおいしい。和風味なのでごはんにも合います。

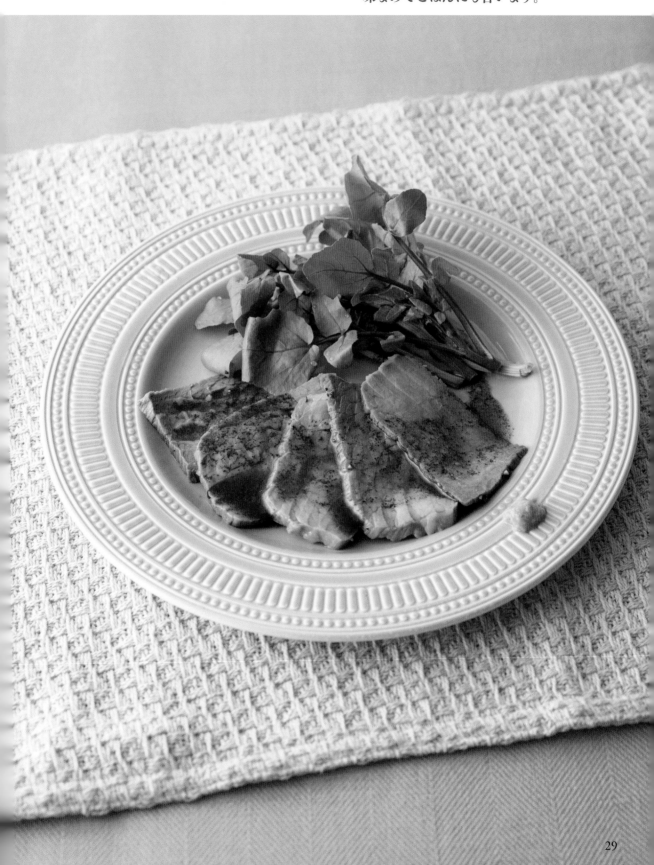

エビチリ

主菜／電子レンジ

材料（1人分）

青梗菜（チンゲンサイ）　小１株（100g）➡葉は５cm幅に切り、軸は細いくし切りにして洗う

殻付きエビ　小８尾（80g）
➡殻と背ワタを除き、片栗粉少々をからめて洗い、水けをふく

しょうゆ　小さじ1/2　／　**片栗粉**　小さじ1/4

A［にんにく（チューブ）・しょうが（チューブ）・豆板醤（トウバンジャン）・砂糖 各少々、
　ながねぎ（みじん切り）５cm分、トマトケチャップ 大さじ１と1/2、
　酒・油 各小さじ１］

作り方

① 耐熱容器に青梗菜の軸、葉を順に重ね、塩ごく少々と油小さじ1/2（各分量外）をふってフタをのせ（少しずらす）、レンジに２分〜２分半かける。ざるに上げ、汁けをきって器に盛る。

② 耐熱容器にエビを入れ、しょうゆと片栗粉をからめ、**A**を加えて混ぜる。

③ フタをのせて（少しずらす）レンジに２分ほどかけ、よく混ぜて①の上に盛る。

牡蠣（かき）と豆腐のレンジ蒸し

材料（1人分）

牡蠣（加熱用）　80g　➡片栗粉少々をからめて洗い、水けをふく

木綿豆腐　1/4丁（80g）

白菜　約１枚（100g）➡縦半分、横１cm幅に切る

ながねぎ　1/5本（20g）➡斜め薄切りにする

酒・水　各大さじ１

大根おろし　大さじ２　／　**ポン酢しょうゆ**　大さじ1/2

作り方

① 耐熱容器に豆腐、周りに牡蠣を置き、ねぎ、白菜の軸、葉を順にのせ、酒と水をふる。

② フタをのせて（少しずらす）、レンジに４分ほどかけ、２分おいて火を通す。

③ 汁けをきって器に盛り、大根おろしをのせてポン酢しょうゆをかける。

ロストビーフ

	〈1人分〉	
エネルギー 127kcal	たんぱく質 17.0g	食塩相当量 1.2g

材料 (4人分)

牛赤身塊肉（長方形の厚みなどに差がないものがよい） 300g

A ［はちみつ 小さじ1、オリーブ油 小さじ1］

B ［塩 小さじ1/2、黒あらびきこしょう 適量］

酒・バルサミコ酢 各大さじ2

しょうゆ 小さじ2

クレソン 1束（50g）➡ 洗って水けをふく

おろしわさび 適量

作り方

① 牛肉は水けをふいて、全体に**A**をからめてラップで包み、室温に1時間ほどおく。

② 水けをきって耐熱皿にのせて、**B**を全体にまぶし、ラップなしで2分半、上下を返して2分ほどレンジにかける。

③ ②の肉をホイルに包んで30分おく。

④ 耐熱カップ（またはボウル）に、ホイルにたまった肉汁小さじ2、酒、バルサミコ酢を入れて、レンジに30～40秒かけて煮立て、取り出してしょうゆを加える。

⑤ 肉を薄切りにしてクレソンと器に盛り、④をかけ、わさびを添える。

アドバイス

牛肉の塩がついているところがレンジで加熱されるので、②では塩をまんべんなくまぶし、すぐに加熱します。献立は野菜たっぷりのスープを添えて。

残ったローストビーフのアレンジ

　野菜サラダに加えて主菜にしたり、ほうれん草などのワサビしょうゆ和えに加えたり、マヨネーズをぬったパンでサンドイッチにして、たっぷりの野菜を組み合わせていただきましょう。

主菜／電子レンジ

牛しゃぶとなすの
にらだれ

ごま油のきいたにらだれが食欲をそそります。生にらの代わりにおろししょうがを使っても。

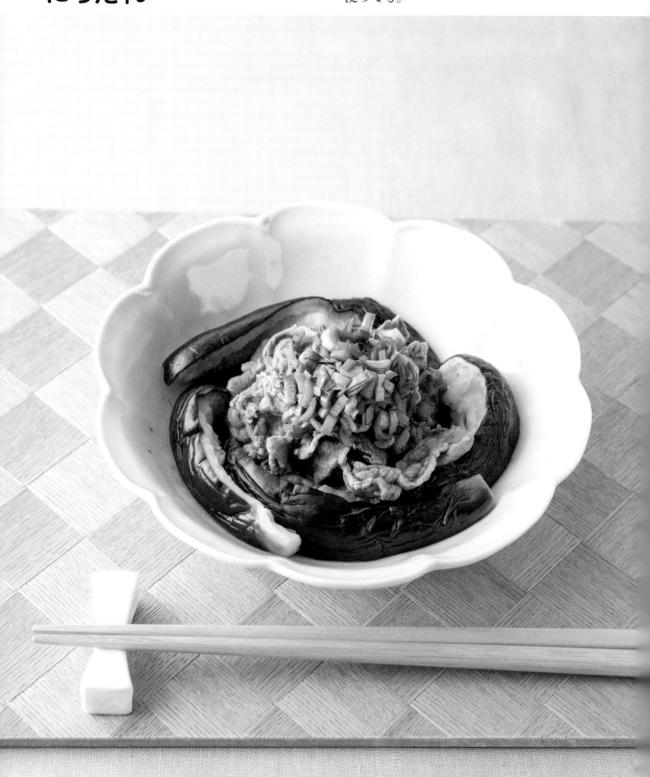

牛もやし炒め

ピーマンは横薄切りにすることで、やわらかくなります。炒め物は下が肉、上を野菜にするのがレンジ料理のポイント。

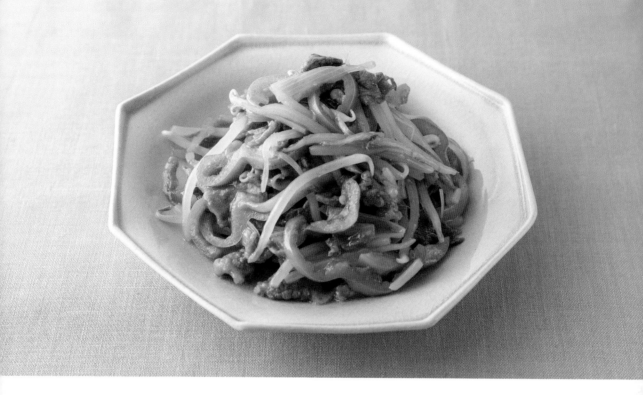

牛肉とれんこんのみそ炒め

牛肉のみそ味が薄切りのれんこんにからんで、箸が止まりません。豚肉に変えても。その場合はこしょうを加えます。

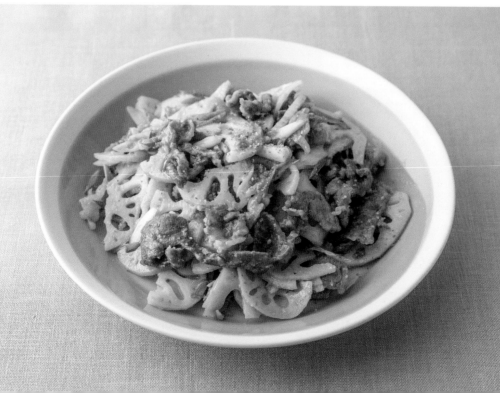

牛しゃぶとなすのにらだれ

〈1人分〉		
エネルギー 224kcal	たんぱく質 17.6g	食塩相当量 1.6g

材料（1人分）

なす 1本（100g）

牛赤身肉（しゃぶしゃぶ用） 80g

A［酒・水 各大さじ1］

B［にら 5〜10g（2mm幅に切る）、ポン酢しょうゆ 大さじ1強、
　　ごま油 小さじ1、黒あらびきこしょう 少々］

作り方

① Bを混ぜる。

② なすはへたを取ってラップに包み、レンジに2分ほどかける。ラップごと流水をかけ、粗く割く。

③ 耐熱皿に牛肉を重ならないように置き、Aを全体にふってレンジに1分半ほどかける。色の変わったところは取り出し、残りは色が変わるまで加熱する。肉は食べやすい大きさにちぎる。

④ なすと牛肉を器に盛り、①をかける。

アドバイス

①でBを先に混ぜておくことで味がなじみます。

電子レンジ・主菜調理のコツ

　電子レンジで作る1人分の煮物は、加熱後に落としラップ（5ページ参照）をして、余熱で十分火を通したり、しばらくおいて味をなじませると、おいしく仕上がります、

　炒め物の場合は、肉に火が通ったのを確認したら、すぐに全体をよく混ぜて盛り、野菜の食感が残るように仕上げます。

　慣れてきたら、肉や野菜を変えて作ってみましょう。その場合も、肉とほかの野菜のg数を合わせて作るのがポイントです。

　肉や魚にどうしてもうまく火が通らない場合は、冷蔵庫から出して10分ほど室温においてから作ったり、レンジ加熱の途中に上下を返してみましょう。

牛もやし炒め

〈1人分〉		
エネルギー 238kcal	たんぱく質 17.3g	食塩相当量 1.2g

材料（1人分）

牛小間切れ肉　80g ➡大きければ切る

A［塩 ごく少々、にんにく（チューブ）少々、酒 小さじ１、片栗粉小さじ1/2、油 小さじ1/2］

ながねぎ　5㎝（12.5g）➡千切りにする

もやし　1/2パック（100g）

ピーマン　1個（30g）➡縦半分に切って横薄切りにする

B［オイスターソース 小さじ１、酒 小さじ１］

作り方

① 耐熱ボウルに肉と**A**を入れて混ぜ、平らにして、ねぎ、もやし、ピーマンを順に重ねる。

② **B**をふってふんわりラップをし、レンジに２分半ほどかける。

③ 肉に火が通ったら全体を混ぜて、器に盛る。

アドバイス

献立は豆腐や卵を使ったスープを添えて。

牛肉とれんこんのみそ炒め

〈1人分〉		
エネルギー 327kcal	たんぱく質 18.2g	食塩相当量 1.3g

材料（1人分）

牛小間切れ肉　80g ➡大きければ切る

れんこん　小1/2節（80g）➡薄い半月切りにする

A［みそ 大さじ1/2、砂糖・酒 各大さじ1/2、水 大さじ1/2、油 小さじ１］

白すりごま　小さじ２

小ねぎ　１本 ➡斜め薄切りにする

作り方

① 肉を耐熱容器に入れ、**A**を入れて混ぜ、平らにする。

② 上にれんこんをのせて落としラップ（5ページ参照）をし、レンジに３分ほどかける。

③ 肉に火が通ったら、すりごま、ねぎを入れて混ぜ、器に盛る。

豚バラ大根

大根は味がしみやすいように薄切りに。豚肉に大根をのせてレンジ加熱後、水と高野豆腐を加えて再加熱するとやわらかく仕上がります。

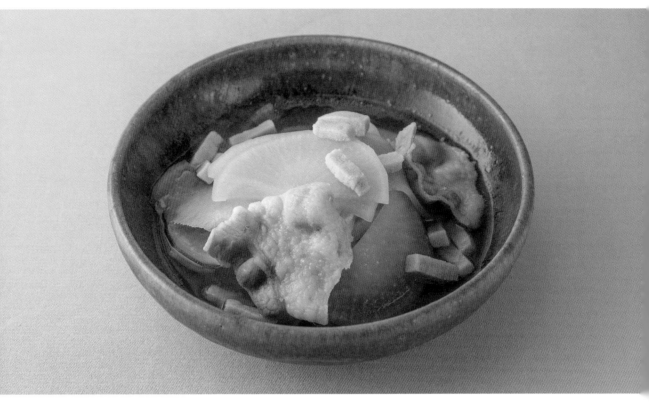

豚肉と白菜、きのこの重ね蒸し

豚肉と相性のよい白菜にきのこを加えて、旨みたっぷりの一品に。市販の鍋物用カット野菜を使えばより簡単です。

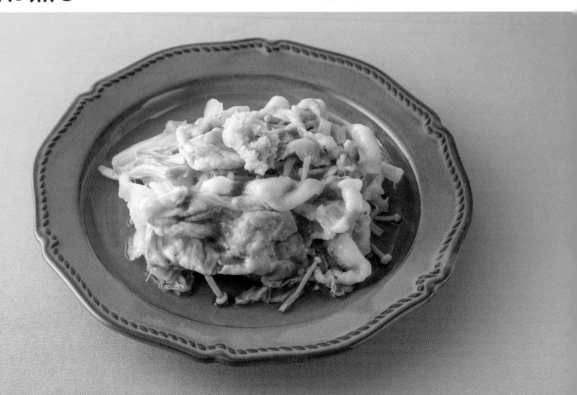

豚肉とたまねぎ、パプリカのしょうが焼き

肉に調味料と片栗粉をからめてやわらかく仕上げます。豚肉は切り落とし肉やもも肉でも。パプリカはにんじんでも。

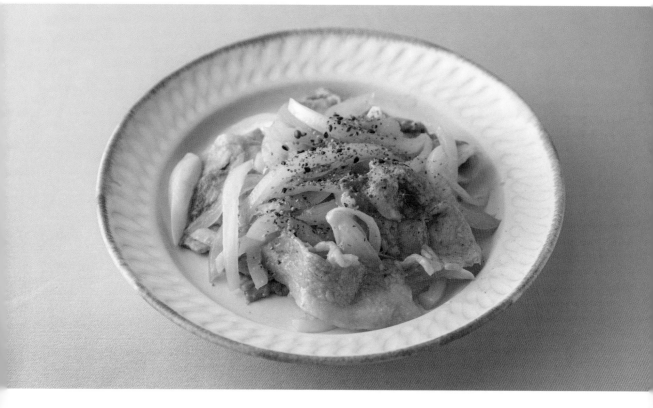

豚肉とキャベツの塩麹炒め
こうじ

塩麹の力で肉はやわらか、キャベツの甘みも引き立ちます。レモンの酸味で味がしまります。

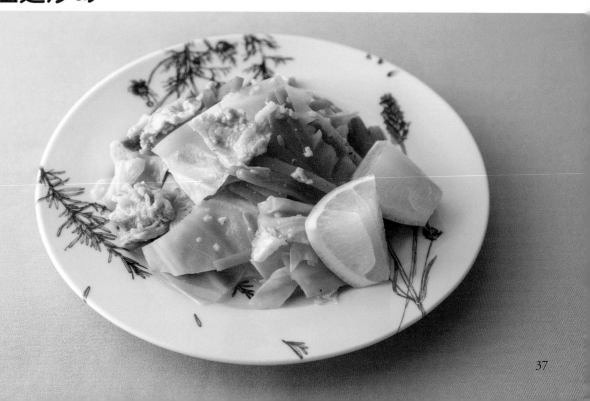

豚バラ大根

〈1人分〉

エネルギー	たんぱく質	食塩相当量
308kcal	11.3g	1.5g

材料 （1人分）

豚バラ薄切り肉 3〜4枚（60g）➡4cm幅に切る

大根 1.5cm（100g）➡半月の薄切りにする

A ［3倍濃縮めんつゆ・みりん 各小さじ2、酒 大さじ1］

カット高野豆腐 大さじ1 ／ **水** 75㎖

作り方

① 耐熱容器に肉と**A**を入れて、混ぜて平らにする。

② ①の上に大根をのせてフタをのせ（少しずらす）、レンジに3分かける。

③ 高野豆腐、水を加えて混ぜ、さらにレンジに1分半ほどかけ、そのまま2分おいて器に盛る。

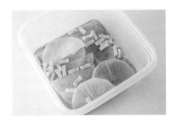

アドバイス

豚バラ肉に高野豆腐を加えてたんぱく質量をアップ。

豚肉と白菜、きのこの重ね蒸し

〈1人分〉

エネルギー	たんぱく質	食塩相当量
241kcal	18.1g	1.3g

材料 （1人分）

豚ロース肉（しゃぶしゃぶ用） 80g

白菜 1枚（100g）➡縦半分にして横薄切りにする

えのきだけ 50g➡半分の長さに切ってほぐす

鶏ガラスープの素 少々

酒 大さじ1 ／ **水** 大さじ1

A ［3倍濃縮めんつゆ 大さじ1/2、おろししょうが 小さじ1/2］

作り方

① 耐熱容器に白菜、えのき、肉を半量重ね、酒を半分ふり、もう一度繰り返し重ね、鶏ガラスープの素と残りの酒、水をふる。

② フタをのせて（少しずらす）レンジに3分半〜4分かけ、白菜が好みの硬さになったら汁けをきって器に盛り、**A**をかける。

アドバイス

汁けをきることで味がぼやけません。

豚肉とたまねぎ、パプリカのしょうが焼き

〈1人分〉

エネルギー	たんぱく質	食塩相当量
284kcal	16.9g	1.5g

（1人分）

豚ロース薄切り肉 80g ➡半分に切る

たまねぎ 1/4個（50g）➡薄切りにする

黄パプリカ 1/4個（30g）➡斜め薄切りにする

A ［3倍濃縮めんつゆ 小さじ2、酒・おろししょうが 各小さじ1、
片栗粉 小さじ1/3、油 小さじ1］

七味唐辛子 少々

作り方

① 耐熱容器に**A**を混ぜ、肉にからめて広げ、たまねぎとパプリカをのせて、フタ
をのせ（少しずらす）、レンジに2分半ほどかける。

② 肉に火が通ったことを確認し、よく混ぜてから、器に盛って七味唐辛子を
ふる。

豚肉とキャベツの塩麹炒め

〈1人分〉

エネルギー	たんぱく質	食塩相当量
259kcal	17.1g	1.0g

材料 （1人分）

豚小間切れ肉 80g ➡大きければ切る

A ［塩麹・酒 各大さじ1/2、黒あらびきこしょう 少々］

キャベツ 2枚（100g）➡ざく切りにする

にんじん 小1/3本（30g）➡太めの千切りにする

オリーブ油 小さじ1

レモン（くし切り） 1切れ分 ➡半分に切る

作り方

① 耐熱容器に肉と**A**を入れて混ぜて平らにし、にんじん、キャベツをのせ、
オリーブ油を上からふり入れる。

② フタをのせて（少しずらす）、レンジに3分半ほどかける。

③ 肉に火が通ったのを確認し、よく混ぜて器に盛り、レモンを添える。

アドバイス

塩麹がない場合は、塩小さじ1/5と麹の甘酒大さじ1/2またはみりん大さじ1/2
を使います。

レンジ蒸し鶏3種

鶏肉が蒸し上がった後、汁につけたまま冷ませば、しっとりした仕上がりに。

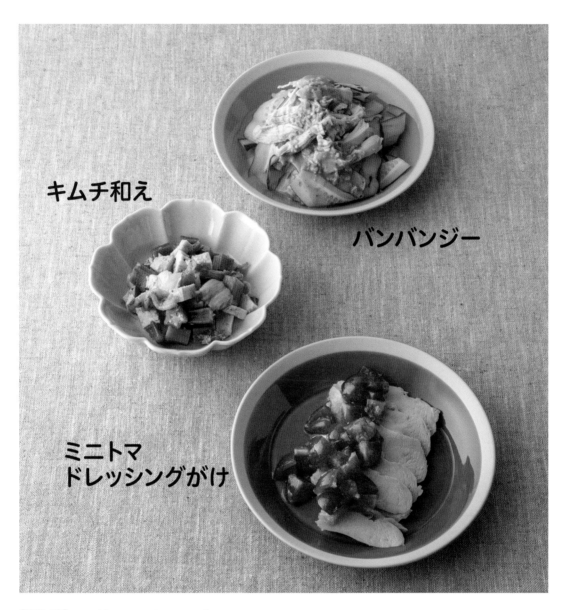

キムチ和え

バンバンジー

ミニトマ
ドレッシングがけ

[蒸し鶏] ※3種については42ページ

材料 （4人分）

鶏むね肉（皮つき） 大1枚（300g）

A［塩 小さじ1/4、酒 大さじ1、酢 小さじ1/2、しょうが（薄切り）3枚］

作り方

① 鶏肉は水けをふいて耐熱容器に入れ、Aをからめて室温に15分おく。

② フタをずらしてのせ、レンジに6分ほどかけて火を通し、落としラップ（5ページ参照）をして粗熱を取る。

③ 汁につけたまま冷ます。

　※冷蔵庫で2〜3日、汁をつけたまま保存。

手羽元の
はちみつしょうが煮

手羽元から出る旨みとはちみつのコクで大満足の一品に。骨に沿って包丁で切れ目を入れると味がしみやすく、食べやすくなります。

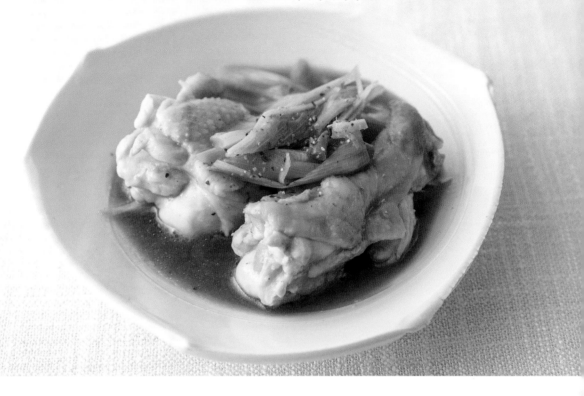

鶏スペアリブと里いもの
煮物

めんつゆで作る鶏肉と里いもこっくり煮。里いものほうが火が通りにくいので硬さをチェックし、食べやすいやわらかさに仕上げましょう。

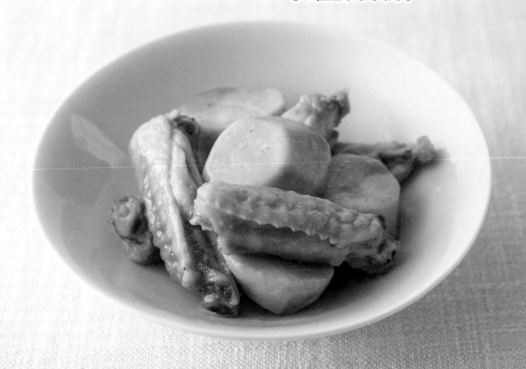

バンバンジー

	〈1人分〉	
エネルギー 164kcal	たんぱく質 18.4g	食塩相当量 1.2g

材料（1人分）

蒸し鶏（40ページ） 1/4量 ➡割く

きゅうり 小1本（80g）➡長さを半分にし、ピーラーで薄切りにする

A［練りごま・しょうゆ・ながねぎ（みじん切り）各小さじ1、
砂糖・酢・蒸し汁 各小さじ1/2、一味唐辛子 少々］

作り方

① きゅうり、蒸し鶏を器に盛り、**A**を混ぜてかける。

キムチ和え

	〈1人分〉	
エネルギー 153kcal	たんぱく質 17.1g	食塩相当量 1.1g

材料（1人分）

蒸し鶏（40ページ） 1/4量 ➡1cm幅に切って薄切りにする

キムチ 20g ➡刻む

オクラ 3本（30g）➡ラップで包んでレンジに30秒かけ、1cm幅に切る

ごま油 小さじ1

作り方

① 蒸し鶏、オクラとキムチにごま油をふり、和えて器に盛る。

ミニトマドレッシングがけ

	〈1人分〉	
エネルギー 177kcal	たんぱく質 16.6g	食塩相当量 1.0g

材料（1人分）

蒸し鶏（40ページ） 1/4量 ➡薄切りにする

ミニトマト 3〜4個（50g）➡角切りにする

たまねぎ（すりおろし） 小さじ1

A［酢 小さじ1、塩 少々、こしょう 少々、オリーブ油大さじ1/2］

作り方

① 蒸し鶏を器に盛る。

② **A**を混ぜ、トマト、たまねぎを加えて混ぜて①にかける。

手羽元のはちみつしょうが煮

〈1人分〉		
エネルギー 205kcal	たんぱく質 16.8g	食塩相当量 1.5g

材料（1人分）

鶏手羽元　大2本（120g）➡水けをふき、骨に沿って切れ目を入れる
ながねぎ　1/2本 ➡斜め1cm幅に切る
しょうが　薄切り2枚 ➡千切りにする
A［しょうゆ 大さじ1/2、はちみつ 小さじ1、酒 大さじ1/2、酢 小さじ1/2］

作り方

① 耐熱容器に鶏肉を入れて、**A**を加えて混ぜる。
② 上にしょうがとねぎをのせて落としラップ（5ページ参照）をし、レンジに3分半ほどかける。
③ 上下を返して落としラップをし、5分おいて器に盛る。

※加熱後長めにおくと、味がしっかりしみます。

アドバイス
副菜は水菜の白和え（61ページ）のような緑黄色野菜を加えて。

主菜／電子レンジ

鶏スペアリブと里いもの煮物

〈1人分〉		
エネルギー 223kcal	たんぱく質 13.5g	食塩相当量 1.5g

材料（1人分）

鶏スペアリブ（手羽中を半分に切ったもの）　約5本（100g）➡水けをふく
里いも　2個（100g）➡1cm幅の輪切りにする
A［3倍濃縮めんつゆ 大さじ2/3、酒 大さじ1、砂糖 小さじ1/2］

作り方

① 耐熱容器に水けをふいた鶏肉を入れ、**A**をからめる。
② 里いもを上に並べて落としラップ（5ページ参照）をし、レンジに4分半ほどかける。
③ 上下を返して、里いもが硬ければさらに30秒加熱し、落としラップをして5分おいて器に盛る。

アドバイス
副菜はゆでた青菜を使った和え物などに。

43

ひと口きのこハンバーグ

ひき肉にケチャップ、しょうゆ、赤ワインを混ぜてレンジにかけるだけで、デミグラス風に。まいたけの旨みが味に深みを与えます。きのこは好みのもので。

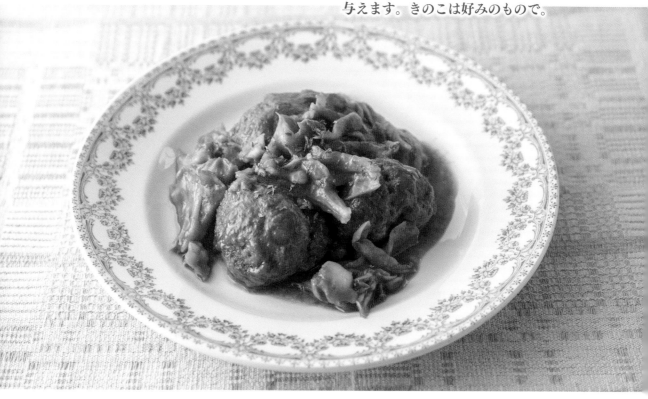

油揚げとひき肉の
ロール煮

おもてなしにも喜ばれる一皿。みじん切り野菜が入ると、肉がジューシーに仕上がります。

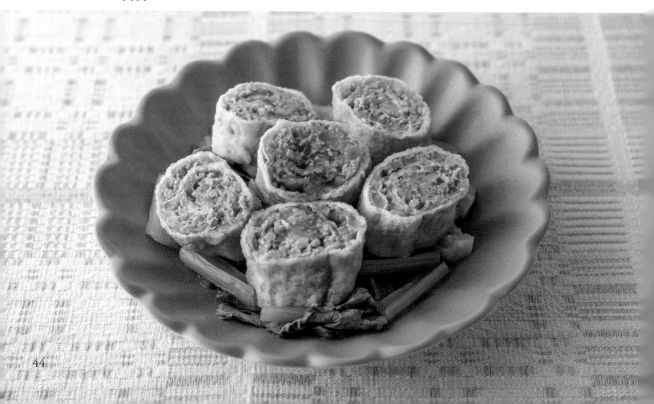

ロールキャベツ

キャベツは小さめの耐熱ボウルで全体に熱を入れます。包んだあとは落としラップで乾燥しないように加熱を。

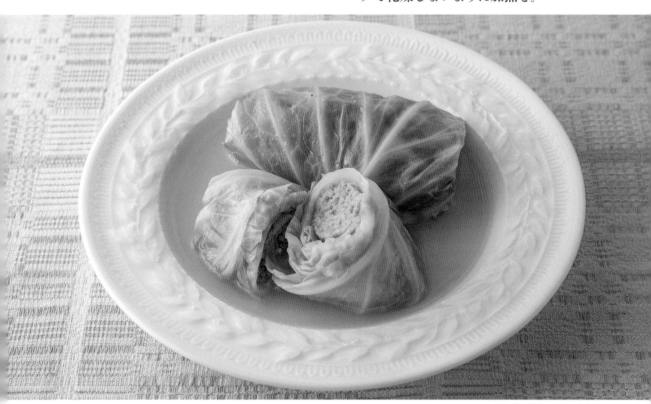

ひき肉肉じゃが

ひき肉を使った、やさしい味わいの肉じゃが。肉に調味料を加えて箸で混ぜると硬くならず、口当たりがよくなります。

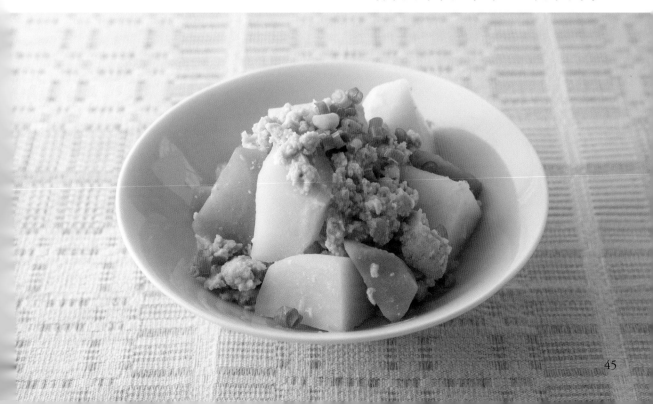

ひと口きのこハンバーグ

〈1人分〉		
エネルギー 253kcal	たんぱく質 19.6g	食塩相当量 2.1g

材料（1人分）

合いびき肉（赤身） 100g

A［パン粉 大さじ2、牛乳 大さじ1、塩 小さじ1/6、黒あらびきこしょう 少々、
片栗粉 小さじ1］

まいたけ 1/2パック（50g）➡ほぐす

B［赤ワイン・ケチャップ 各大さじ1、しょうゆ 小さじ1/2、水 大さじ1］

バター 小さじ1/2

作り方

① ひき肉にAを入れて練り混ぜ、3等分にやや平らに丸め、耐熱容器に中央を開
けて肉同士を離して入れる。空いているところにまいたけを入れてBを混ぜて
入れ、フタをのせて（少しずらす）レンジに3分半ほどかける。

② バターを加えて混ぜ、器に盛る。あればドライパセリをふる。

油揚げとひき肉のロール煮

〈1人分〉		
エネルギー 223kcal	たんぱく質 15.4g	食塩相当量 1.6g

材料（1人分）

小松菜 50g ➡3cm幅に切る

油揚げ（袋状になるもの） 1枚（20g）

　➡油を抜いて、水けを絞り、長辺1か所を残して開く

豚ひき肉 50g

たまねぎ（みじん切り） 大さじ2　／　**にんじん（みじん切り）** 大さじ1

A［しょうゆ・酒・みりん 各小さじ1］

片栗粉 小さじ1/2　／　**ポン酢しょうゆ** 大さじ1/2

作り方

① ひき肉にたまねぎ、にんじん、Aを入れて練り混ぜる。

② 油揚げを縦に置いて、片栗粉を全体にふりかけ、①を向こう側1cmは薄めに
しながら、全体に伸ばす。手前から巻いていく。

③ 3か所につまようじをさして留め、耐熱容器に小松
菜、油揚げ（巻き終わりを下に）を順に入れる。

④ フタをのせて（少しずらす）レンジに3分半ほどか
け、5分おいてから、食べやすく切って器に盛り、
ポン酢しょうゆをかける。

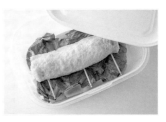

ロールキャベツ

〈1人分〉

エネルギー	たんぱく質	食塩相当量
291kcal	17.4g	2.0g

材料（1人分）

キャベツ　2枚（100g）➡芯をそぐ

合いびき肉　80g

A［たまねぎ（すりおろし）・パン粉 各大さじ2、牛乳または水 大さじ1、片栗粉 小さじ1、塩・カレー粉 各少々］

B［湯 100㎖、チキンコンソメ 1/2個（くずす）、酒 大さじ1］

作り方

① キャベツに水少々（分量外）をかけて、交互に重ねて小さいボウル（耐熱）に入れ、ふんわりラップをしてレンジに2分かける。ざるに上げて粗熱を取る。

② ひき肉に**A**を入れて練り混ぜ、2等分にしてキャベツで包む。

③ 巻き終わりを下にして耐熱ボウルに入れ、**B**を加えて落としラップ（5ページ参照）をし、レンジに3分半ほどかけ、2分おいて器に盛る。

アドバイス

豚ひき肉や鶏ひき肉を使えばカロリーが低く、さっぱりとした仕上がりになります。

ひき肉肉じゃが

〈1人分〉

エネルギー	たんぱく質	食塩相当量
250kcal	14.2g	1.2g

材料（1人分）

鶏ひき肉　60g

A［おろししょうが 小さじ1、みそ・みりん・砂糖・酒 各大さじ1/2］

じゃがいも　1個（120g）➡小さめの一口大に切り、水にさらして水けをきる

にんじん　小1/3本（30g）➡小さめの乱切りにする

水　大さじ1

小ねぎ（小口切り）　少々

作り方

① 耐熱容器にひき肉と**A**を入れて箸で混ぜ、じゃがいも、にんじんを重ね、水をふる。

② 落としラップ（5ページ参照）をしてレンジに4分半ほどかけ、上下を返して混ぜ、じゃがいもが硬いようなら30秒加熱し、そのまま3分おいて器に盛り、ねぎをふる。

豆腐のひき肉あんかけ

ひき肉あんにピリッと豆板醤をきかせて中華風に仕上げます。青菜を添えれば彩りがきれいに。

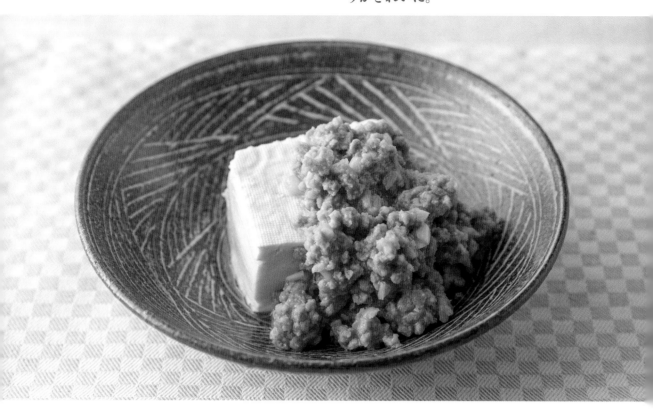

豆腐と豚肉の
みょうがポン酢

ポン酢しょうゆとみょうがでさわやかな味わいです。豚肉は、ももかロースなど脂の少ない部位がおすすめ。

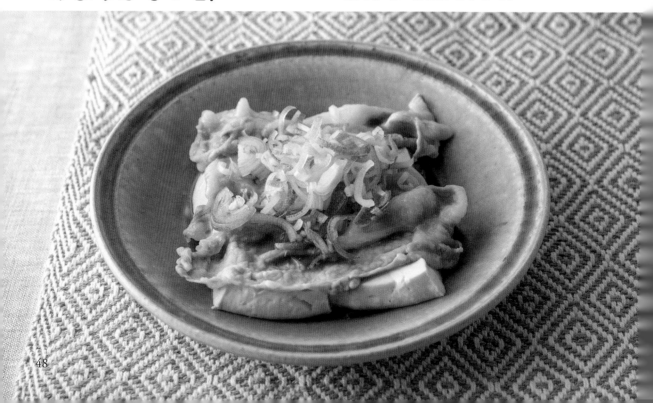

カニカマにら玉

レンジの二度使いで、卵がふんわりやわらかく仕上がります。

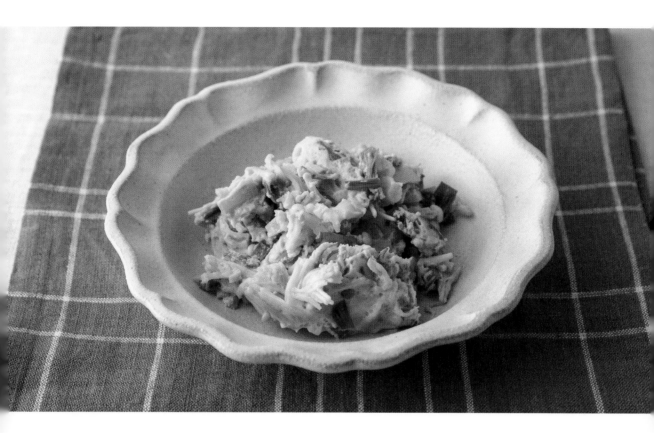

鶏肉ときのこの茶わん蒸し

めんつゆで作る簡単茶わん蒸し。レンジ強で温めて混ぜ、弱（200W）で再加熱すれば、ふるふるのやわらかい仕上がりに。

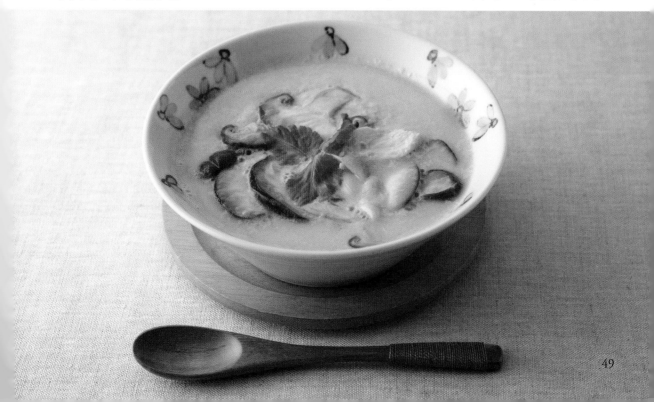

豆腐のひき肉あんかけ

〈1人分〉		
エネルギー 247kcal	たんぱく質 16.8g	食塩相当量 1.0g

材料（1人分）

木綿豆腐（角切り） 100g

A ［豚ひき肉 50g、ながねぎ（みじん切り）4 cm分（10g）、
しょうが（すりおろし）小さじ1/2、にんにく（チューブ）少々、
みそ・みりん・ごま油 各小さじ1、豆板醤・片栗粉 各少々］

作り方

① 豆腐を耐熱容器に入れ、フタなしでレンジに1分ほどかける。

② 耐熱ボウルにAを入れて箸で混ぜ、ふんわりラップをして1分半ほど加熱し、
肉に赤いところがあったら混ぜてさらに10秒加熱する。

③ ①の汁けをきって器に盛り、②をかける。

アドバイス

副菜はほうれん草ときのこのおひたしや、青梗菜ときのこの中華炒めなどに。

豆腐と豚肉のみょうがポン酢

〈1人分〉		
エネルギー 210kcal	たんぱく質 21.2g	食塩相当量 0.8g

材料（1人分）

木綿豆腐 150g ➡ 5 mm厚さに切る

豚もも肉（しゃぶしゃぶ用） 3〜4枚（50g）

酒 大さじ1/2

みょうが 1個 ➡ 縦半分に切って薄切りにし、水に通して水けをきる

ポン酢しょうゆ 大さじ1/2

作り方

① 耐熱容器に豆腐を並べ、その上に豚肉を並べる。

② 酒をふってフタをのせて（少しずらす）、レンジに2分半ほどかけ、2分おいて
汁けをきる。

③ 器に盛り、みょうがをのせ、ポン酢しょうゆをかける。

アドバイス

副菜はパプリカとカブのオリーブ油焼き（73ページ）などに。

カニカマにら玉

材料 (1人分)

カニ風味かまぼこ 小2本（約20g）➡ 2つに切ってほぐす

にら 1/4束（25g）➡ 1cm幅に切る

えのきだけ 25g ➡ 3等分に切ってほぐす

A［3倍濃縮めんつゆ 小さじ1/2、酒 小さじ1、油 小さじ1/2］

卵 1個

作り方

① 耐熱ボウルにカニ風味かまぼこ、にら、えのきを入れて、**A**を混ぜ、ふんわりラップをしてレンジに1分かける。

② 卵を溶いて①に入れて混ぜ、ふんわりラップをしてレンジに50秒ほどかける。全体をざっとまとめて器に盛る。

アドバイス

カニカマの旨みで調味料は少しで済みます。献立は豚汁などを添えて。

鶏肉ときのこの茶わん蒸し

〈1人分〉

エネルギー	たんぱく質	食塩相当量
122kcal	15.9g	1.2g

材料 (1人分)

鶏ささみ 小1本（40g）➡ 薄切りにする

生しいたけ 1枚（15g）➡ 薄切りにする

A［3倍濃縮めんつゆ 大さじ1/2、酒 小さじ1］

B［卵 1個、水 130mℓ］

作り方

① 耐熱の器に鶏ささみ、しいたけと**A**を入れて混ぜる。

② **B**を混ぜて、①に濾し入れる。

③ 両端を開けてラップをし、レンジに1分かけて一度混ぜる。

④ 同様にラップをし、レンジ（200W）でさらに5分ほど火が通るまで加熱する。

※あれば三つ葉と柚子の皮少々を添える。

アドバイス

ささみと卵でたんぱく質も十分。汁もの代わりにいただきます。

はちみつみそ豚

はちみつとみその効果で、豚肉がやわらかく、ジューシーに仕上がります。焼く前に室温に戻して、生焼けを防止します。

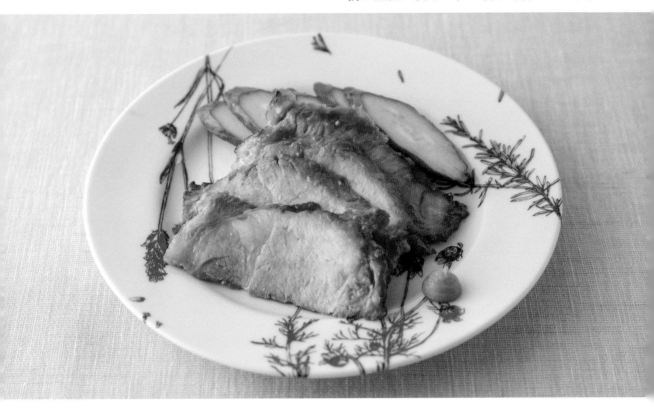

鶏肉の梅照り焼き

梅の酸味と色を生かし、焼いてから梅をぬります。薄切りにしてサラダや和え物にしてもおいしい。

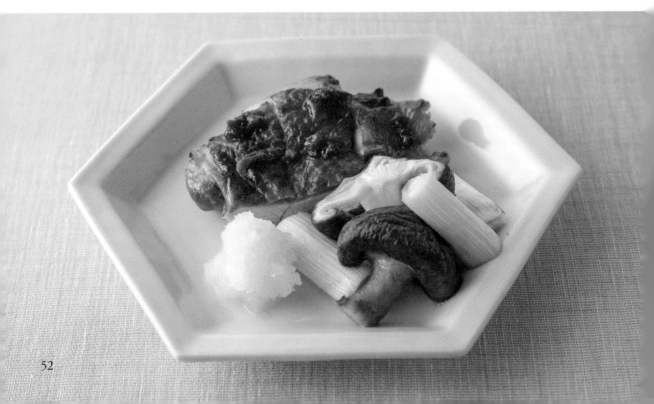

魚の柚庵焼き

柚子の香りがふわっと立つ上品な焼き魚。しめじを合わせて滋味深い味わいに。ブリやマナガツオ、メカジキを使っても。

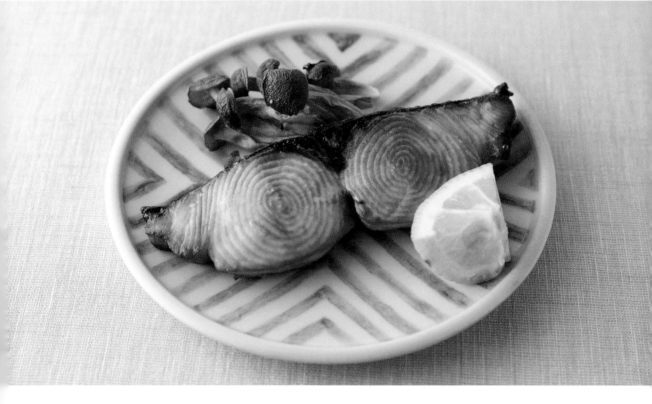

シャケのチーズ焼き

シャケとじゃがいもにチーズがよく合います。じゃがいもの代わりにかぼちゃの薄切りでも。

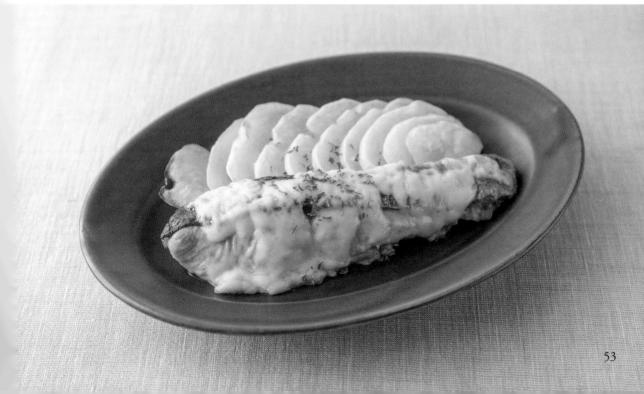

はちみつみそ豚

エネルギー	たんぱく質	食塩相当量
193kcal	14.3g	0.8g

材料（4人分）

豚肩ロース塊肉（脂身なし） 300g

A［はちみつ・みそ 各大さじ1強］

1人分の付け合わせ

きゅうり 1/4本 ➡斜め薄切りにする

練りがらし 少々

作り方

① ラップに、混ぜたAを肉の大きさに合わせて1/3量をぬり、肉をのせて残りのAをぬり、包んで冷蔵庫で一日おく。

② 室温に30分戻し、汁けを軽くきってホイルを敷いた天板や焼き板にのせ、グリル中火かトースターで20分ほど焼く。そのまま20分おく。

③ 1人分1/4量をそぎ切りにし、きゅうりと器に盛り、からしを添える。

※冷ましてラップに包み、保存容器に入れて2～3日冷蔵保存可。

鶏肉の梅照り焼き

〈1人分〉

エネルギー	たんぱく質	食塩相当量
190kcal	14.3g	0.9g

材料（3人分）

鶏もも肉 1枚（240g）➡余分な脂を除き、筋を切る

A［しょうゆ・みりん 各小さじ1］

梅干し（刻む） 小さじ1

1人分の付け合わせ

生しいたけ 1枚（15g）➡縦半分に切る

ながねぎ 1/3本（30g）➡ぶつ切りにする

塩 ごく少々 ／ **油** 小さじ1/2 ／ **大根おろし** 小さじ1

作り方

① 鶏肉にAをからめ、室温に10分おく。

② 汁けをきって、ホイルを敷いた天板や焼き板にのせ、グリル中火かトースターで15分ほど焼く。

③ 梅干しをぬって5分おき、1/3量を切って、器に盛る。しいたけとねぎは、一緒に塩と油をふりまぜ、10分ほど焼いて盛りつけ、大根おろしを添える。

※冷ましてラップに包み、保存容器に入れて2～3日冷蔵保存可。

魚の柚庵焼き

〈1人分〉		
エネルギー	たんぱく質	食塩相当量
160kcal	17.5g	1.2g

材料 (1人分)

サワラ 1切れ (80g) ／ **酒** 少々

A [しょうゆ・みりん 各大さじ1/2、柚子の輪切り 1～2枚]

しめじ 小1/3パック (30g) ➡ほぐす

柚子 適量

作り方

① サワラは酒をふって水けをふき、**A**と保存袋に入れて冷蔵庫で1～3日おく。

② 汁けをきって、くっつかないホイルにのせ、しめじを添えて、残った汁少量をふり、7分ほどグリル中火かトースターで焼く。

③ 器に盛り、柚子を添える。

アドバイス

副菜はほうれん草とコーンのソテーなどに。

シャケのチーズ焼き

〈1人分〉		
エネルギー	たんぱく質	食塩相当量
214kcal	23.0g	1.1g

材料 (1人分)

生ジャケ 1切れ (80g)

A [酒・しょうゆ 各小さじ1]

じゃがいも 1/2個 (60g) ➡ごく薄切りにする

B [塩 ごく少々、油 小さじ1/2]

ピザ用チーズ 15g (またはスライスチーズ1枚を半分に折る)

作り方

① シャケに**A**をからめ、室温に15分おく。

② くっつかないホイルに、じゃがいもを並べて上に**B**をふり、グリル中火かトースターで3分焼く。空いているところに汁けをふいた①をのせる。

③ さらに5分ほど焼き、シャケにチーズをのせてさらに3～4分焼く。器に盛って、あればドライパセリをふる。

アドバイス

シャケ＋チーズでたんぱく質たっぷり。献立は千切りキャベツのスープなどを添えて。

主菜／グリル・トースター

はんぺんのねぎマヨ焼き

やわらかくて食べやすいはんぺん。ねぎ
マヨソースでコクのある味わいに。ブロッ
コリーの代わりに角切りアボカドでも。

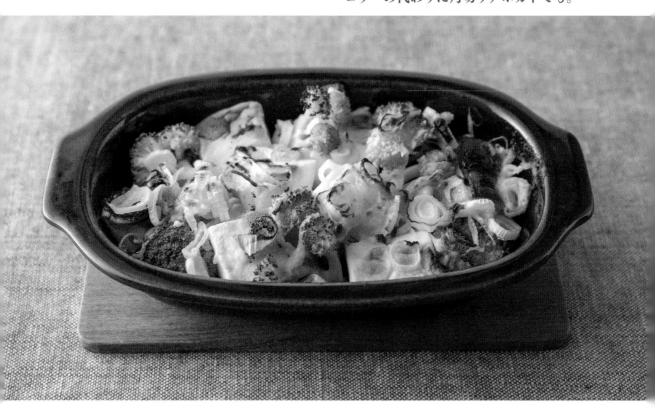

レンチンキャベツの
巣ごもり卵

キャベツの代わりにゆでた青菜とたまね
ぎの薄切りを使ってもおいしい。ごはん
にもパンにも合うので朝食などに。

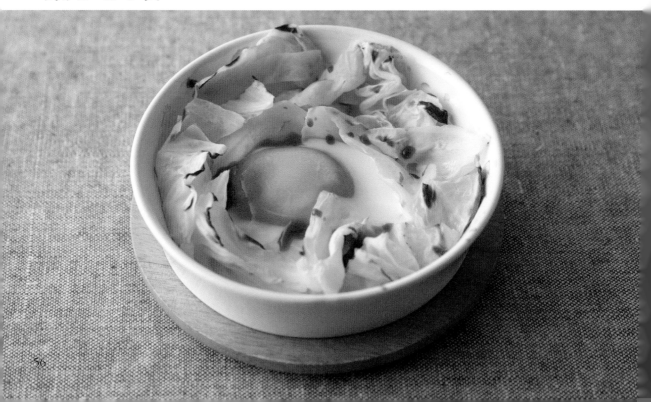

ささみの
みそタンドリーチキン

ヨーグルトの力でささみもしっとり。マヨネーズがほかの調味料をまとめてくれるので、味がなじんでおいしく焼けます。

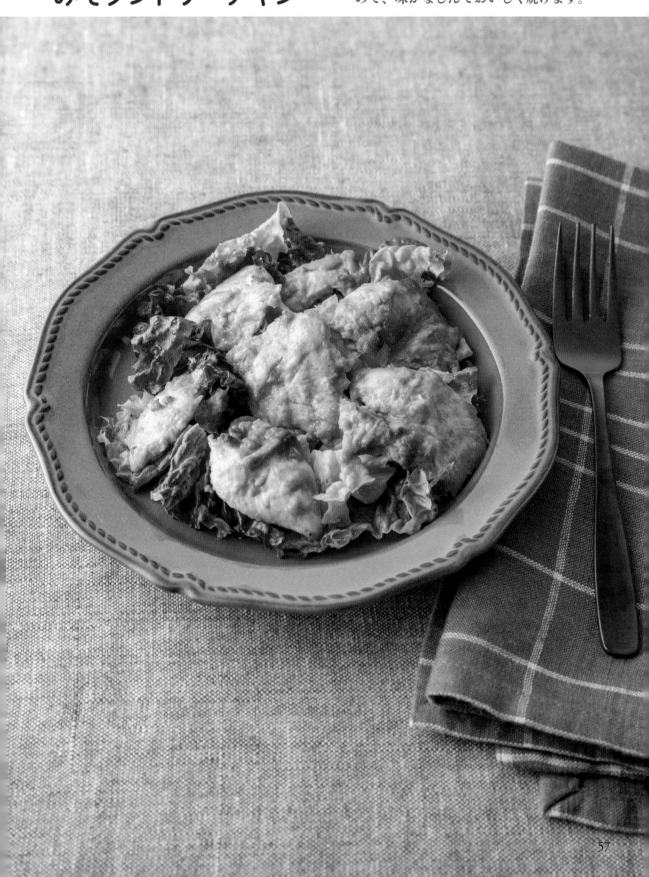

はんぺんのねぎマヨ焼き

〈1人分〉		
エネルギー	たんぱく質	食塩相当量
164kcal	11.2g	1.3g

材料 （1人分）

はんぺん　大1/2枚（65g）➡1.5cm角に切る

ブロッコリー　50g ➡小房に分け、水にさらして水けをきる

ながねぎ　10cm（25g）➡小口切りにする

マヨネーズ　大さじ1

作り方

① グラタン皿にブロッコリーを入れ、ふんわりラップをしてレンジに1分かける。

② はんぺんを加えてねぎを散らし、マヨネーズを全体に細い口で絞る。

③ トースターで4〜5分焼く。

アドバイス

献立は卵や牛乳を使った野菜スープでたんぱく質をプラスしましょう。マヨネーズでなくピザ用チーズをかけても。

レンチンキャベツの巣ごもり卵

〈1人分〉		
エネルギー	たんぱく質	食塩相当量
131kcal	7.7g	0.9g

材料 （1人分）

キャベツ　1枚（50g）➡2cm幅に切る

オリーブ油または油　小さじ1

卵　1個

3倍濃縮めんつゆ　小さじ1

作り方

① キャベツはグラタン皿に入れて、ふんわりラップをし、レンジに1分かける。

② 油を全体にふり、中央を開けて卵を落とし、トースターで4〜5分焼く。

③ めんつゆをふる。

アドバイス

完全栄養食ともいわれる卵ですが、野菜を加えてビタミンをプラス。チーズをふっても。

ささみのみそタンドリーチキン

〈1人分〉

エネルギー	たんぱく質	食塩相当量
135kcal	20.7g	1.0g

材料 （1人分）

鶏ささみ　小2本（80g）➡ そぎ切りにする

A［みそ 小さじ1弱、ケチャップ・マヨネーズ 各小さじ1、
　　おろししょうが 小さじ1/2、にんにく（チューブ）少々、
　　カレー粉 小さじ1/4、無糖ヨーグルト 小さじ2］

サニーレタス　小3枚（25g）➡ 2cm幅に切る

作り方

① くっつかないホイルに鶏ささみをのせ、**A**を加えて混ぜ、均等にまぶして平らに並べる。

② グリル中火かトースターで10分ほど焼き、サニーレタスを敷いた器に盛る。

アドバイス

サニーレタスの代わりにパプリカ等をホイルにのせて一緒に焼いても。

トースター・主菜調理のコツ

　魚や肉などの油がはねる場合がありますので、気をつけましょう。パンなどを焼いたときにはにおいは移りにくいのですが、魚や肉などを焼いたときににおいが気になる場合があります。気になるときは、ホイルに包んでもよいでしょう。その場合は5分ほど、加熱時間を長めにします。

たまねぎハムエッグ

たまねぎを先にレンジにかけて甘みを引き出します。ブロッコリーやカリフラワー、冷凍ミックス野菜をゆでて使っても。

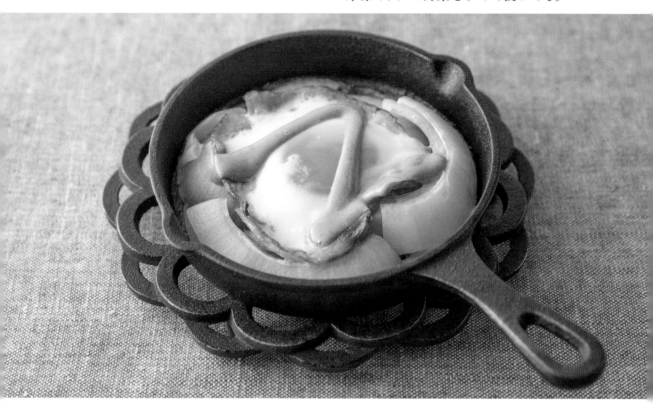

エビとマッシュルームのアヒージョ風

ゆっくり火が通るので、エビが縮んで硬くならずに仕上がります。野菜は火の通りやすいお好みのものを使っても。

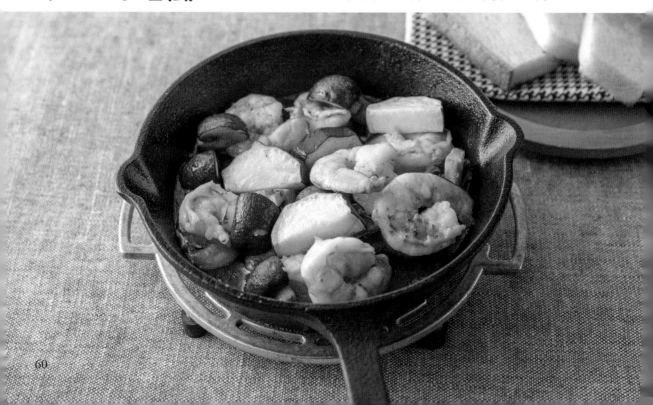

水菜の白和え

水菜は短めに切って食べやすく。豆腐にマヨネーズとごまを加えたコクのある白和えです。

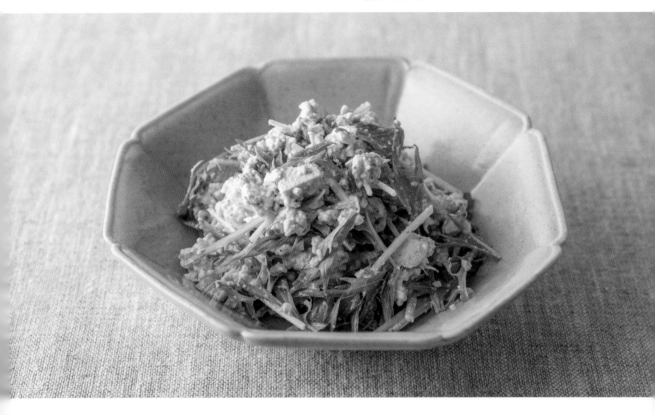

カニカマと春菊のサラダ

梅ドレッシングがさわやか。カニカマに代えてタイなどの刺身でも。野菜はきゅうりや水菜を使っても。

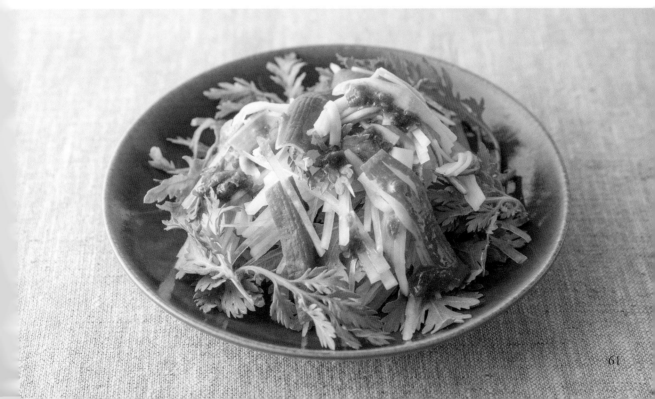

たまねぎハムエッグ

〈1人分〉

エネルギー	たんぱく質	食塩相当量
177kcal	10.2g	0.8g

材料（1人分）

たまねぎ　1cm幅の輪切り1枚（50g）➡四つ割にする

ロースハム　1枚（15g）➡四つ割にする

卵　1個　／　**オリーブ油**　小さじ1/2

A［ケチャップ・マヨネーズ 各小さじ1］

作り方

① たまねぎは耐熱容器に入れてフタをのせて（少しずらす）、レンジに30秒ほど
かける。

② スキレットやグラタン皿にたまねぎを、中央を空けて入れ、ハムを重ねて中央
におき、オリーブ油をふる。中央に卵を割り入れ、グリル中火かトースターで
4～5分焼く。

③ 混ぜた**A**をかける。

エビとマッシュルームの アヒージョ風

〈1人分（食パン含む）〉

エネルギー	たんぱく質	食塩相当量
237kcal	18.8g	1.5g

材料〈1人分〉

殻付きエビ　小8尾（80g）＊むきエビでもOK

　➡殻と背ワタを除き、片栗粉少々をからめて洗い、水けをふく

A［塩 小さじ1/5、にんにく（チューブ）・一味唐辛子 各少々、
　オリーブ油 大さじ1］

ブラウンマッシュルーム　2個（30g）➡四つ割にする

ズッキーニ　1.5cm（15g）➡厚さ半分の半月切りにする

オリーブ油　大さじ1/2

作り方

① エビをスキレットやグラタン皿に入れて**A**を混ぜ、マッシュルームとズッキー
ニを加え、オリーブ油をふる。

② グリル中火かトースターで8分ほど、途中上下を返し、エビに火が通るまで
焼く。

※食パン（8枚切り1/2枚分）を切ってカリッと焼き、添えましょう。

アドバイス

献立はトマトスープなどを添えて。

主菜／グリル・トースター

62

水菜の白和え

〈1人分〉

エネルギー	たんぱく質	食塩相当量
131kcal	8.4g	0.5g

材料（1人分）

水菜　約1/2株（20g）➡ 3㎝幅に切る

木綿豆腐　100g ➡耐熱容器に入れてフタなしでレンジに1分かけ、粗熱をとる

A［白すりごま 大さじ1/2、マヨネーズ 小さじ1、
　しょうゆ・砂糖 各小さじ1/2］

作り方

① 豆腐は水けをしぼってボウルに入れ、Aを加えて泡だて器で混ぜる。

② 水菜を加えて和え、器に盛る。

アドバイス

水菜の代わりに、柿やゆでたほうれん草、ブロッコリーなどでも（ゆで野菜は多めに）。水菜は短めに切って食べやすく、市販のひじき煮やきんぴらを使うときは、しょうゆと砂糖を控えます。

カニカマと春菊のサラダ

〈1人分〉

エネルギー	たんぱく質	食塩相当量
57kcal	3.3g	0.9g

材料（1人分）

カニ風味かまぼこ　小2本（約20g）➡割く

大根　1.5㎝（100g）➡薄い輪切りにして千切りにする

春菊の葉　2本分（15g）➡洗って水けをふく

A［梅干し（刻む）小さじ1/4、
　ポン酢しょうゆ・酢・水・オリーブ油 各小さじ1/2］

作り方

① 材料を混ぜて器に盛り、混ぜたAをかける。

アドバイス

Aのドレッシングは4倍の量を混ぜて作っておくと便利です。冷蔵庫で1週間ほど保存できます。

副菜／加熱なし

ズッキーニとイカさしの
昆布和え

イカの代わりにタイの刺身や湯引きした
ホタテを使っても。オリーブ油に代えて
ごま油でもおいしい。

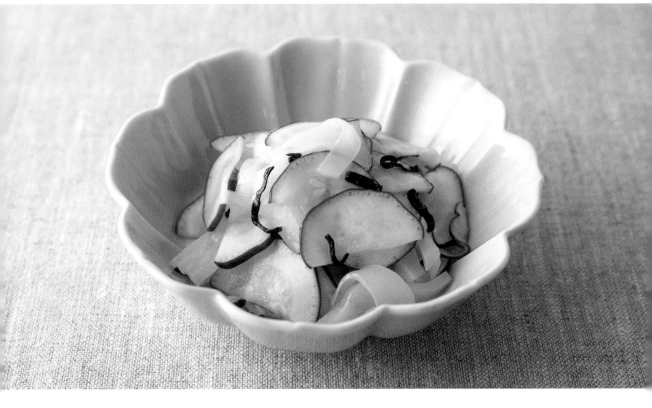

ちくわときゅうりの
ごま酢和え

ほんのりわさびがアクセントに。ゆでた
インゲン、スナップエンドウなど、ゆで
野菜を活用しても。

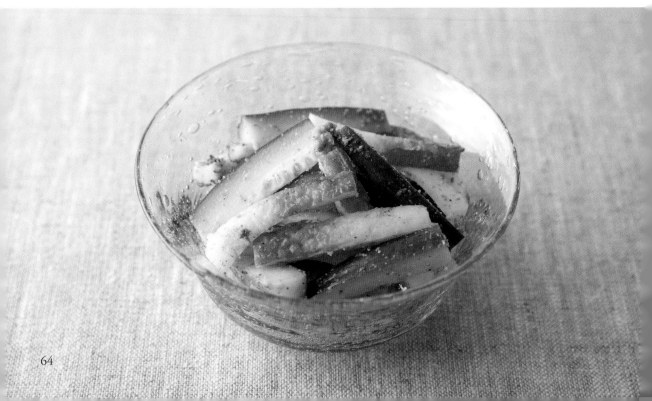

厚揚げと小松菜の煮びたし

材料にめんつゆをかけてレンチンするだけ。厚揚げを厚手の油揚げに、小松菜を青梗菜（チンゲンサイ）の細切りに代えても。

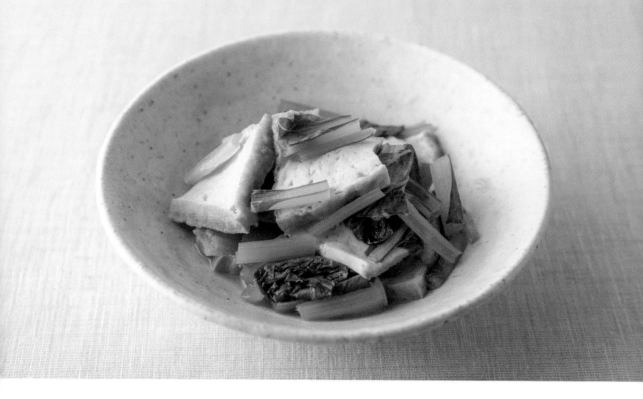

かぼちゃとちくわ、しめじの煮物

レンジの煮物も、ちくわとしめじの旨みが加わって深い味わいに。かぼちゃも煮崩れせず、きれいに仕上がります。

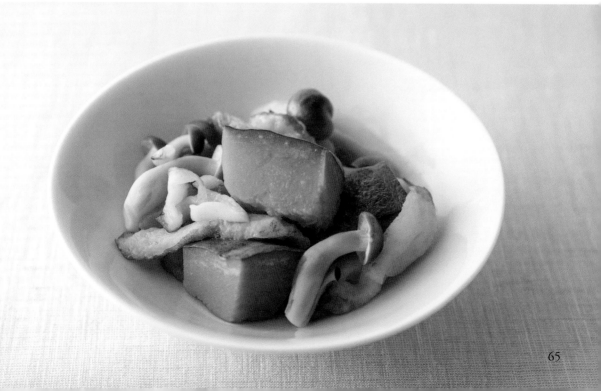

ズッキーニとイカさしの昆布和え

〈1人分〉

エネルギー	たんぱく質	食塩相当量
61kcal	8.4g	0.8g

材料（1人分）

ズッキーニ 1/4本（50g）➡薄い半月切りにする

塩 少々

紋甲イカの刺身（冷凍） 50g ➡解凍し、縦半分、横薄切りにする

塩昆布 小さじ1

オリーブ油 小さじ1/2

作り方

① ズッキーニは塩をふって混ぜ、しんなりしたらさっと洗って水けをふく。

② イカの刺身、①、昆布、オリーブ油を和えて器に盛る。

アドバイス

サラダや和え物に刺身を加えるとたんぱく質量がアップします。

ちくわときゅうりのごま酢和え

〈1人分〉

エネルギー	たんぱく質	食塩相当量
57kcal	4.7g	0.8g

材料（1人分）

ちくわ 小1本（30g）➡長さを半分にして放射状に切る

きゅうり 1/2本（50g）➡長さを半分にして放射状に切る

A［白すりごま 小さじ1、酢 小さじ1/2、しょうゆ・おろしわさび 各少々］

作り方

① ボウルにちくわときゅうりを入れ、**A**をふって和え、器に盛る。

アドバイス

ちくわは減塩タイプのものを選んでも。ちくわ等の魚肉加工品は塩分を多めに含むので、調味料は控えめにします。

ちくわときゅうりは、たて半分に切って斜め薄切りにすると食べやすくなります。

副菜／加熱なし

厚揚げと小松菜の煮びたし

〈1人分〉		
エネルギー **123kcal**	たんぱく質 **9.1g**	食塩相当量 **1.0g**

材料（1人分）

厚揚げ　1/3枚（70g）➡ 油を抜いて、縦半分に切って薄切りにする

小松菜　1と1/2株（75g）➡ 2～3㎝幅に切る

A［3倍濃縮めんつゆ・酒 各大さじ1/2、水 大さじ1］

作り方

① 耐熱容器に厚揚げ、小松菜の軸、葉を順に重ね、**A**をふる。

② 落としラップ（5ページ参照）をしてレンジに3分ほどかけ、混ぜて器に盛る。

アドバイス

青菜が硬めの季節には短めに切って食べやすく。

かぼちゃとちくわ、しめじの煮物

〈1人分〉		
エネルギー **122kcal**	たんぱく質 **6.1g**	食塩相当量 **0.8g**

材料（1人分）

かぼちゃ　80g ➡ 一口大に切る

しめじ　小1/3パック（30g）➡ ほぐす

ちくわ　小1本（30g）➡ 斜め薄切りにする

A［みりん 小さじ1、しょうゆ 小さじ1/4、水 大さじ1］

作り方

① 小さめの耐熱容器にかぼちゃを、皮を下にして置き、ちくわ、しめじを順に重ね、**A**をふる。

② 落としラップ（5ページ参照）をして、レンジに2分半ほどかける。上下を返して混ぜ、器に盛る。

アドバイス

ちくわの塩味を生かし、しょうゆは少量にします。

副菜／電子レンジ

もやしとかまぼこの甘酢和え

もやしをかまぼこと一緒に和えれば、だしがしみておいしくいただけます。かまぼこの代わりにちくわやカニカマでも。

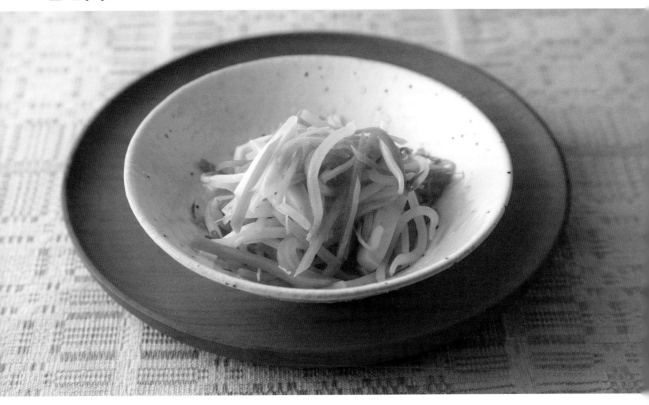

にんじんツナサラダ

にんじんの千切りはレンジにかけて食べやすく。ツナの代わりにハムなどでも。

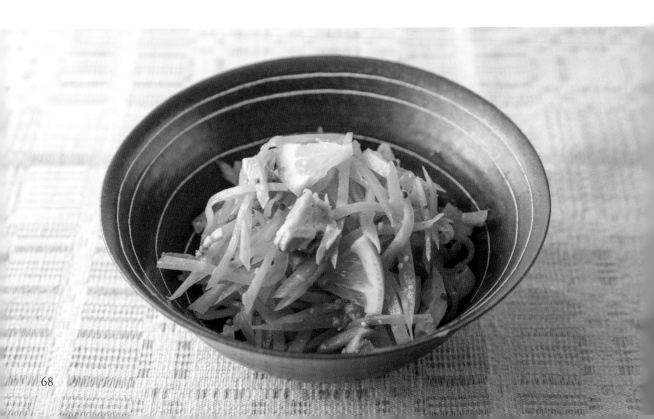

白菜のポン酢しょうゆ おかか和え

白菜は加熱すると甘みがアップ。軸を下にして入れてレンジにかければ、やわらかく食べられます。

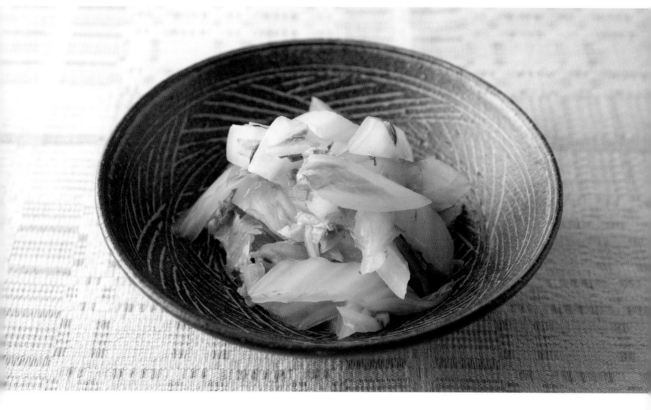

キャベツとえのきの しらす酢和え

キャベツはレンジをかけるとかさが減り、食べやすくなります。しらすに酢を加えて合わせ酢代わりに。

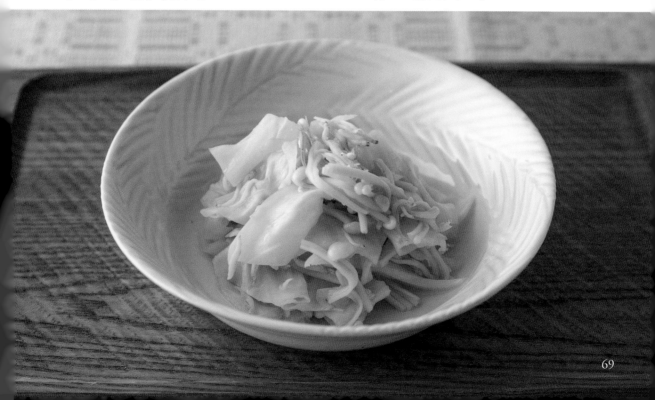

もやしとかまぼこの甘酢和え

〈1人分〉

エネルギー	たんぱく質	食塩相当量
68kcal	3.5g	0.8g

材料 (1人分)

もやし 1/4パック(50g)

にんじん 小1/4本(25g) ➡斜め薄切りにして、千切りにする

しょうが 薄切り2枚分 ➡千切りにする

かまぼこ(小) 5mm厚さ2枚(20g) ➡薄切りにする

A [酢 大さじ1/2、砂糖 小さじ1、塩 ごく少々、ごま油 小さじ1/2]

作り方

① 耐熱容器にもやし、にんじん、しょうがを順に重ね、フタをのせて(少しずらす)レンジに1分ほどかけ、ざるに上げて冷ます。

② ①にかまぼこを加え、**A**をふって和え、器に盛る。

にんじんツナサラダ

〈1人分〉

エネルギー	たんぱく質	食塩相当量
60kcal	7.0g	0.8g

材料 (1人分)

にんじん 1/2本(70g) ➡斜め千切りにする

ツナ油漬け缶詰 1/3缶(20g) ➡軽く汁けをきる

A [粒マスタード 小さじ1/2、塩 ごく少々、こしょう 少々、
国産レモン 輪切り1枚(放射状に切る)] *レモンはレモン汁 小さじ1/2でもOK

作り方

① にんじんは耐熱容器に入れ、フタをのせて(少しずらす)レンジに30～40秒かけ、ざるに上げて粗熱を取る。

② ①にツナ缶、**A**を加えて和え、器に盛る。

アドバイス

ツナ缶の油でβカロテンの吸収もアップします。にんじんの千切りは、レンジにかけて食べやすく。

副菜／電子レンジ

白菜のポン酢しょうゆ
おかか和え

	〈1人分〉	
エネルギー 23kcal	たんぱく質 2.5g	食塩相当量 0.5g

材料 (1人分)

白菜 1枚(100g) ➡縦半分、横1cm幅に切る

A [削り節 小パック1袋(2g)、ポン酢しょうゆ 小さじ1]

作り方

① 白菜を耐熱容器に軸から入れて葉を重ね、フタをのせて(少しずらす)レンジに2分ほどかける。

② ざるに上げて粗熱を取り、水けを絞る。

③ Aをふって和え、器に盛る。

アドバイス

削り節で和えれば、旨みもたんぱく質量もアップします。

キャベツとえのきの
しらす酢和え

	〈1人分〉	
エネルギー 43kcal	たんぱく質 4.4g	食塩相当量 0.7g

材料 (1人分)

キャベツ 1枚(50g) ➡芯は薄切りに、葉は3cm角に切る

えのきだけ 25g ➡半分の長さに切ってほぐす

酒 小さじ1

A [しらす干し 大さじ2、酢 大さじ1/2、砂糖 小さじ1/2、しょうゆ 少々]

作り方

① Aを混ぜる。

② 耐熱容器にえのきを入れて酒をふり、キャベツを重ね、フタをのせて(少しずらす)レンジに1分半ほどかける。ざるに上げて粗熱を取る。

③ ②に①をふって和え、器に盛る。

アドバイス

キャベツとえのきで食物繊維たっぷり。

じゃがいもとウインナーの
ホットサラダ

マヨネーズ少なめのポテトサラダ。あっさり味で食べやすいです。

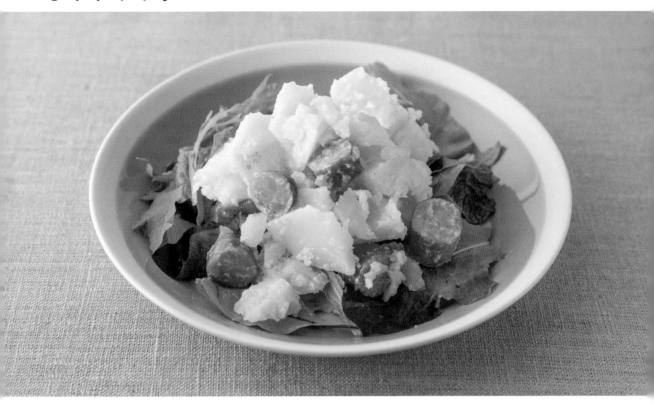

長いもの
めんたいチーズサラダ

長いもに溶けたチーズがからみ、明太子の旨みも加わって奥深い味わいです。

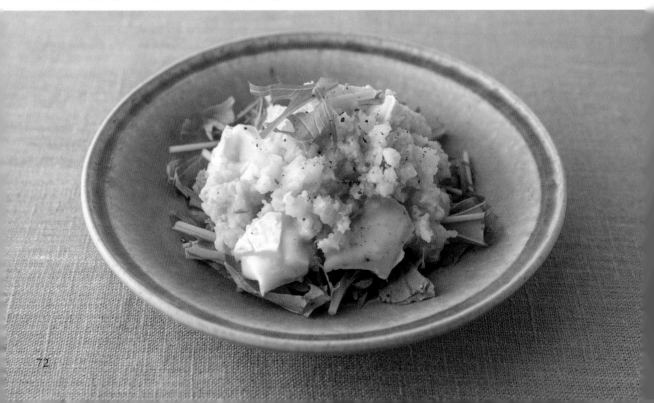

パプリカとカブの
オリーブ油焼き

カブもパプリカも、じっくり焼くことで驚くほどジューシーに。ポン酢しょうゆにちりめんじゃこを加えて旨みをプラス。

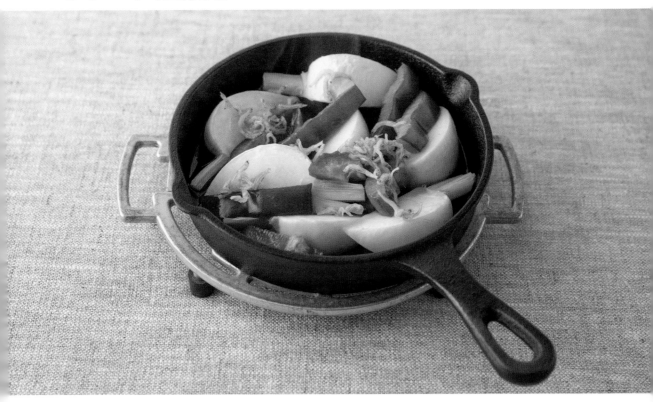

たまねぎ、かぼちゃと
魚肉ソーセージのグリル

甘みのある野菜に魚肉ソーセージを合わせて、ほんのり塩味に。先に野菜を加熱して、やわらかく仕上げます。

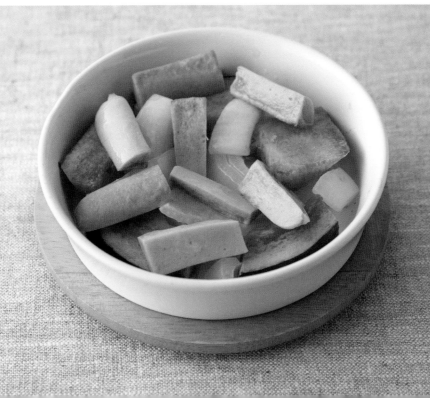

じゃがいもとウインナーの
ホットサラダ

	〈1人分〉	
エネルギー	たんぱく質	食塩相当量
177kcal	4.8g	0.5g

材料 (1人分)

じゃがいも 1個(120g) ➡一口大に切り、水にさらして水けをきる

ウインナー 1本(20g) ➡1㎝幅に切る

ベビーリーフ 小1/3パック(10g) ➡洗って水けをふく

A [マヨネーズ 大さじ1/2、酢・こしょう 各少々]

作り方

① 耐熱容器にじゃがいもを入れ、水大さじ1(分量外)をふって、フタをのせて(少しずらす)、レンジに2分50秒ほどかける。

② ウインナーを加え、同様にフタをのせて(少しずらす)、さらに30秒ほど加熱する。

③ そのまま2分おき、汁けをきってざっとじゃがいもをつぶし、Aを加えて混ぜ、ベビーリーフを敷いた器に盛る。

アドバイス

先にじゃがいもを加熱し、あとからウインナーを加えて加熱オーバーを防ぎます。

長いもの
めんたいチーズサラダ

	〈1人分〉	
エネルギー	たんぱく質	食塩相当量
165kcal	7.6g	0.7g

材料 (1人分)

長いも 5㎝(100g) ➡半分に切る

明太子 2㎝(10g) ➡薄皮を除く

A [無糖ヨーグルトまたは牛乳・オリーブ油 各小さじ1]

カマンベールチーズ 1切れ(15g) ➡角切りにする

水菜 10g ➡2～3㎝幅に切る

黒あらびきこしょう 少々

作り方

① 長いもをラップで包み、レンジに3分ほどかけ、滑らかになるまでつぶす。

② 粗熱を取り、明太子とAを混ぜてから、チーズを混ぜる。

③ 水菜を敷いた皿に盛る。好みでこしょうをふる。

アドバイス

明太子は塩分が多めなのではかって使います。冷凍保存しておくと使いやすい。

パプリカとカブの
オリーブ油焼き

〈1人分〉		
エネルギー	たんぱく質	食塩相当量
48kcal	2.1g	0.6g

材料 （1人分）

赤パプリカ 1/4個（30g）➡横１cm幅に切る

カブ 小１個（70g）➡葉少々をつけて洗い、皮ごと８つにくし切りにする

オリーブ油 小さじ1/2

A［ちりめんじゃこ・水 各大さじ1/2、ポン酢しょうゆ 小さじ１］

作り方

① スキレットやグラタン皿にカブとパプリカを順に入れてオリーブ油をふり、
　グリル中火かトースターで10分ほど焼く。

② 耐熱カップに**A**を入れ、フタなしでレンジに10秒ほどかける。

③ ①に②をかける。

アドバイス

焼くときにウインナー１本の輪切りを加えても。その場合は**A**は使いません。

たまねぎ、かぼちゃと
魚肉ソーセージのグリル

〈1人分〉		
エネルギー	たんぱく質	食塩相当量
137kcal	5.7g	0.7g

材料 （1人分）

たまねぎ ８mm幅の輪切り１枚（30g）➡四つ割にする

かぼちゃ 70g ➡薄切りにする

魚肉ソーセージ 1/2本（35g）➡長さを半分に切って四つ割にする

油 小さじ1/2

作り方

① 耐熱皿にたまねぎとかぼちゃを並べてふんわりラップをし、レンジに１分ほど
　かける。

② ラップを取り、魚肉ソーセージをのせ、油をふり、グリル中火かトースターで
　３分ほど焼く。

アドバイス

魚肉ソーセージがなければ、主菜のたんぱく質食材を多めにします。

副菜／グリル・トースター

ねぎとマッシュルームの
ベーコン焼き

ねぎを立てて焼くとやわらかく仕上がり
ます。ねぎのおいしい時期におすすめ。
ベーコンの代わりにウインナーなどでも。

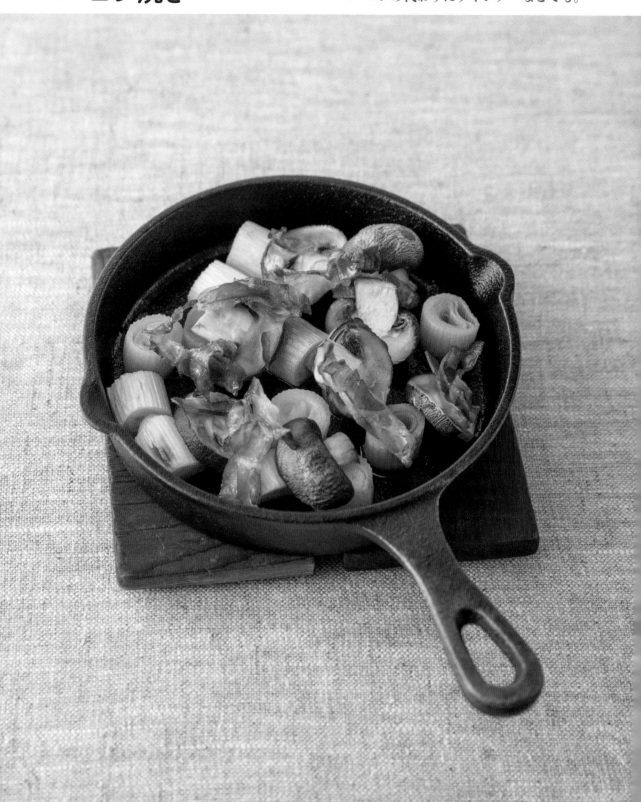

ちくわとツナ缶の
炊き込みごはん

ちくわとツナ缶の油が味の決め手。しめじはえのきだけに代えてもおいしい。

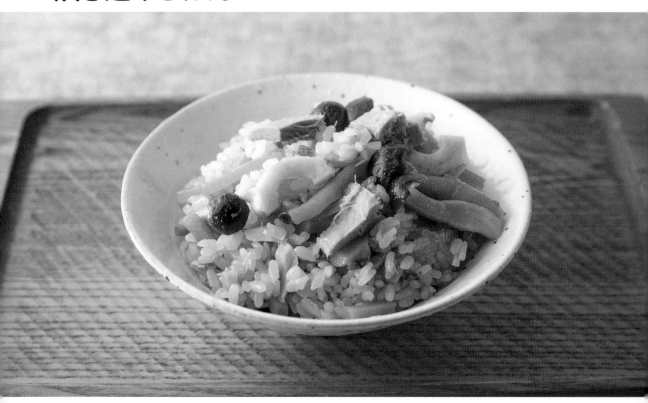

鶏ゴボウ炊き込みごはん

鶏肉に酢をからめると臭みが消え、ふっくらやわらかく仕上がります。ごぼうは市販のささがきや千切りを使っても。

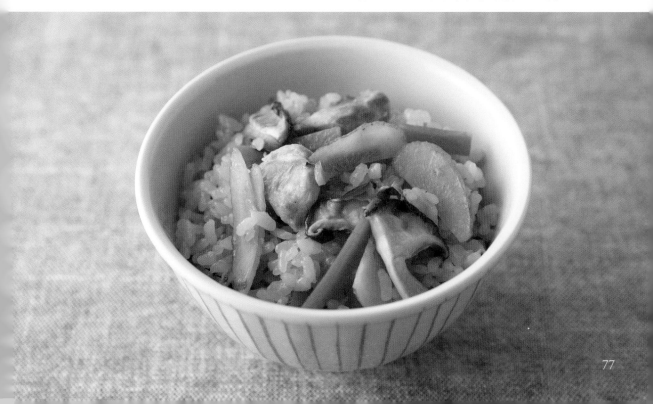

ねぎとマッシュルームの
ベーコン焼き

〈1人分〉

エネルギー	たんぱく質	食塩相当量
95kcal	2.6g	0.6g

材料 (1人分)

ながねぎ　1/2本(50g) ➡ 1cm幅に切る

ブラウンマッシュルーム　2個(30g) ➡ 5mm幅に切る

塩　ごく少々

油　小さじ1/2

ベーコン　1枚(15g) ➡ 1cm幅に切る

作り方

① スキレットやグラタン皿にねぎを立てて入れ、マッシュルームを加えて、塩、油を全体にふり、ベーコンを散らす。

② グリル中火かトースターで8〜10分、ねぎがしんなりするまで焼く。

アドバイス

パプリカやピーマンを加えてボリュームアップさせても。

副菜1人分調理のコツ

　副菜のポイントは主菜の材料、料理法とは異なるものを選ぶのが理想ですが、1人分の調理では、キリよく使い切りたい同じ材料を組み合わせてもよいでしょう。

　ただし、野菜は淡色、緑黄色を献立で組み合わせたほうが、栄養バランスがとりやすいので、偏った材料にならないようにします。

ちくわとツナ缶の炊き込みごはん

〈1人分〉

エネルギー	たんぱく質	食塩相当量
354kcal	12.1g	1.4g

材料（4人分）

米 2合
　➡米を洗ってザルに上げ、ラップをかけて30分おく（その間に水けを吸収します）

焼きちくわ 大1本（75g）➡縦半分、横3mm幅に切る

ツナ缶（油づけチャンク缶） 小1缶（90g）

にんじん 1/2本（70g）➡太めの千切りにする

しめじ 小1/2パック（50g）➡ほぐす

A［酒 大さじ2、しょうゆ 大さじ1］

作り方

① 炊飯器の内釜に米と**A**を入れ、2合の水加減にして（好みで多めにしても）、しめじ、にんじん、ちくわ、ツナ缶（油ごと）を順にのせてすぐに炊く。

② 炊けたらさっくり混ぜて、器に盛る。

鶏ゴボウ炊き込みごはん

〈1人分〉

エネルギー	たんぱく質	食塩相当量
391kcal	14.3g	1.4g

材料（4人分）

米 2合
　➡米を洗ってザルに上げ、ラップをかけて30分おく（その間に水けを吸収します）

鶏もも肉 小1枚（200g）➡1cm厚さの一口大に切る

A［塩 小さじ1/5、酢 小さじ1］

ごぼう 2/3本（100g）
　➡縦半分にして斜め薄切りにする。さっと水につけて水けをきる

にんじん 4〜5cm（50g）➡太めの千切りにする

生しいたけ 3枚（45g）➡縦半分にして薄切りにする

B［3倍濃縮めんつゆ・酒 各大さじ2］

作り方

① 鶏肉に**A**をからめる。

② 炊飯器の内釜に米と**B**を入れ、2合よりやや多めの水加減にして、ごぼう、にんじん、しいたけ、①を順にのせてすぐに炊く。

③ 炊けたらさっくり混ぜて、器に盛る。

サバ缶の
カレー炊き込みピラフ

カレーの香りもよく、彩りも豊かなピラフ。冷凍ミックスベジタブルを凍ったまま使うのがポイントです。

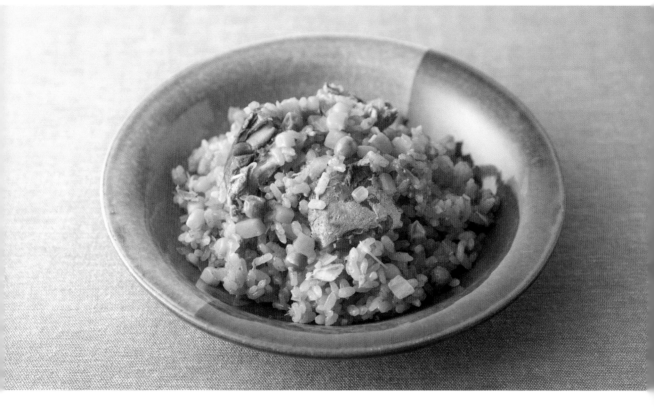

タイとトマトの
オリーブピラフ

丸ごと加えたトマトの旨みで、おしゃれなパエリア風の仕上がりに。水加減はトマトが入るので少なめにします。

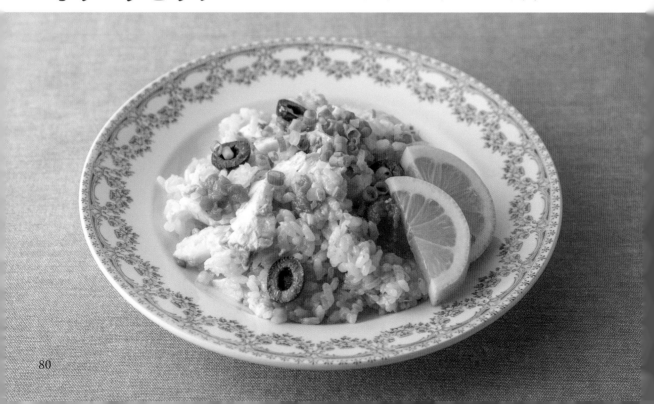

アサリ缶と冷凍なすの
トマトリゾット

トマトジュースを使った簡単リゾット。なすの代わりに、ほかの冷凍野菜を使っても。

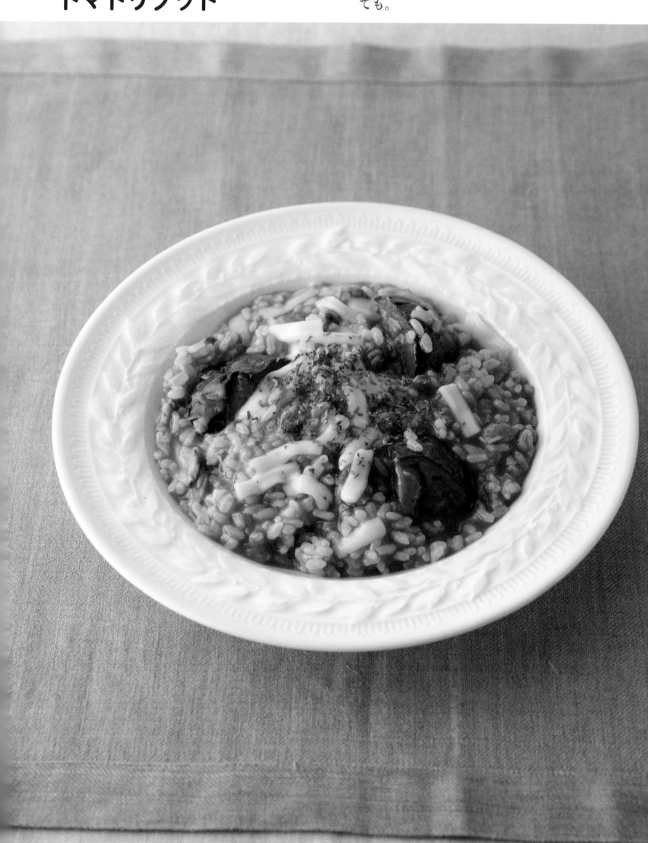

サバ缶のカレー炊き込みピラフ

	〈1人分〉	
エネルギー 390kcal	たんぱく質 14.3g	食塩相当量 1.4g

材料（4人分）

米 2合
➡米を洗ってザルに上げ、ラップをかけて30分おく（その間に水けを吸収します）

サバ缶 大1缶（200g汁ごと）

たまねぎ 1/2個（100g）➡みじん切りにする

冷凍ミックスベジタブル 80g➡凍ったまま使用する

＊にんじんとピーマンの粗みじん切りを使ってもOK

しょうが 20g➡みじん切りにする

A［酒 大さじ2、しょうゆ 大さじ1と1/3、ケチャップ 大さじ1、カレー粉 小さじ2］

作り方

① 炊飯器の内釜に、米、サバ缶の汁、Aを入れ、2合よりやや多めの水加減にして混ぜ、たまねぎ、凍ったままのミックスベジタブル、サバ缶の身、しょうがをのせてすぐに炊く。

② 炊けたらさっくり混ぜて、器に盛る。

タイとトマトのオリーブピラフ

	〈1人分〉	
エネルギー 384kcal	たんぱく質 14.7g	食塩相当量 1.5g

材料（4人分）

米 2合
➡米を洗ってザルに上げ、ラップをかけて30分おく（その間に水けを吸収します）

タイの切り身 2切れ（180g）

塩 小さじ1/2

トマト 小2個（150g）➡へたをとる

にんにく 1かけ➡みじん切りにする

A［白ワインまたは酒 大さじ2、薄口しょうゆ 大さじ1］

黒オリーブスライス 25g

オリーブ油 大さじ1

レモン 2/3個➡8mm幅の半月切りにする

小ねぎ（小口切り） 1本分

作り方

① タイは塩を両面にまぶしておく。

② 炊飯器の内釜に米とAを入れ、2合からやや少なめの水加減にして、にんにく、タイの水けをふいてのせ、トマトをのせてすぐに炊く。

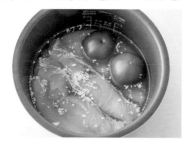

③ 炊けたらタイをバットに取り出して骨を除き、タイを戻してオリーブスライスと、オリーブ油をふる。

④ トマトをくずし、さっくり混ぜて器に盛り、ねぎをかけてレモンを添える。

アサリ缶と冷凍なすの トマトリゾット

〈1人分〉

エネルギー	たんぱく質	食塩相当量
419kcal	14.5g	1.4g

材料 (1人分)

アサリ缶の身 20g

アサリ缶の汁 大さじ1

冷凍なす(揚げなす) 80g ➡ 凍ったまま使用する

温かいごはん 茶碗軽く1杯分(120g)

A [トマト無塩ジュース 1/2カップ、にんにく(チューブ)少々、
　　オリーブ油 大さじ1/2、チキンコンソメ 1/3個弱(2g) ➡ くずす]

ピザ用チーズ 20g

ドライパセリ 少々

作り方

① 耐熱容器にアサリ缶の身と汁、なす、ごはんを入れ、Aを入れてさっと混ぜ、フタをのせて(少しずらす)、レンジに3分ほどかける。

② チーズをふってさっと混ぜて器に盛り、パセリをふる。

アドバイス

レンチンたまねぎとブロッコリーを加えても。

うなとろろ丼

ウナギにとろろを添えることで、のど越しがよく、消化もよくなります。

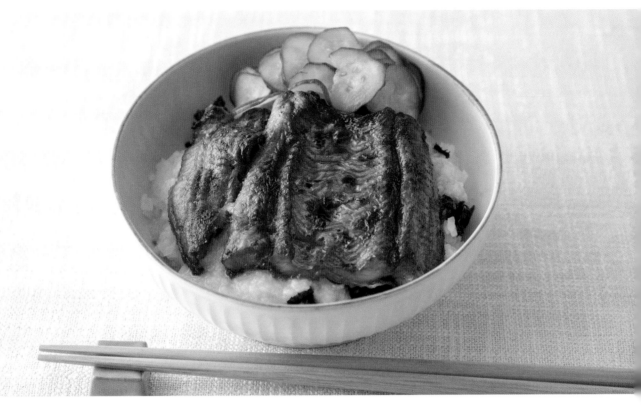

焼き鳥缶と三つ葉の卵とじ丼

先に焼き鳥缶の身と汁、そのほかの具材と調味料を合わせて加熱し、最後に卵でふわっととじます。

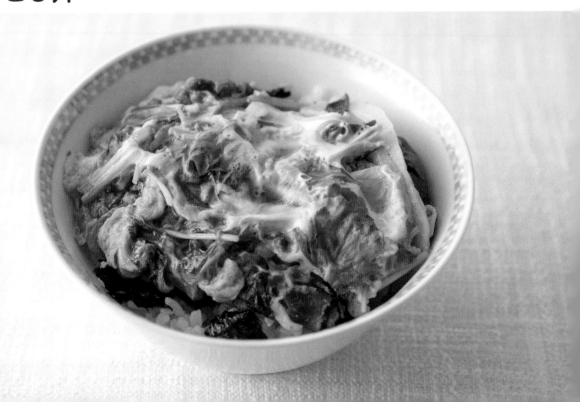

魚肉ソーセージ焼きそば

しょうががきいた中華風焼きそば。魚肉ソーセージの代わりに、豚肉を多くしても。酢をかけてもおいしいです。

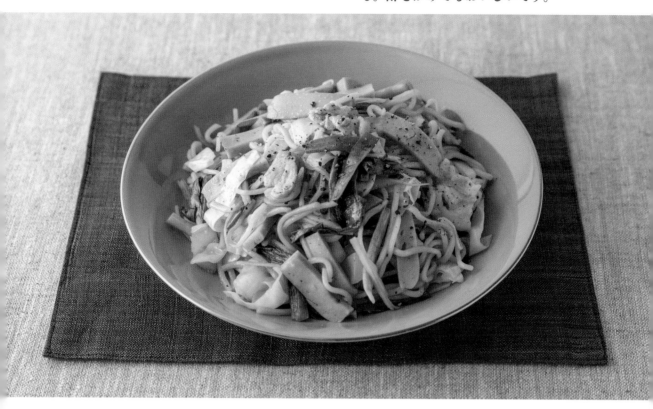

ジャージャーうどん

無塩ゆでうどんを使って減塩に。もやしがなければきゅうりを1本使い、ゆでた青菜などを添えても。そぼろ丼にしても。

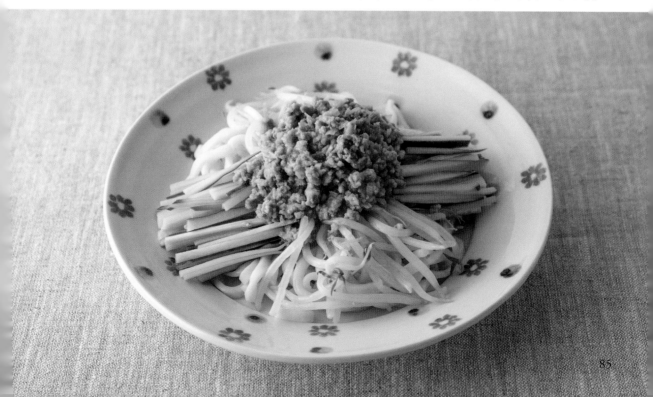

うなとろろ丼

〈1人分〉

エネルギー	たんぱく質	食塩相当量
488kcal	21.0g	1.7g

材料（1人分）

温かいごはん　茶碗1杯分（150g）

もみのり　1/2枚分

ウナギのかば焼き　小1枚（60g）＊1/2枚でもOK

A［酒・かば焼きのたれ 各小さじ1］

きゅうり　1/2本 ➡小口切りにする

塩　少々

長いも　4㎝（80g）➡すりおろす

みそ　小さじ1/2

作り方

① 耐熱皿にウナギを入れて**A**をふり、ラップなしでレンジに40秒ほどかける。

② きゅうりは塩もみして、しんなりしたらさっと洗って水けを絞る。

③ みそに長いもを少量ずつ加えて泡だて器で混ぜる。

④ ごはんにのり、③、②、①を盛る。

焼き鳥缶と三つ葉の卵とじ丼

〈1人分〉

エネルギー	たんぱく質	食塩相当量
508kcal	23.5g	2.1g

材料（1人分）

温かいごはん　茶碗1杯分（150g）

焼き鳥缶　1缶（75g汁ごと）

たまねぎ　30g ➡縦半分、横薄切りにする

糸三つ葉　10g ➡2㎝幅に切る

生しいたけ　1枚（15g）➡薄切りにする

A［3倍濃縮めんつゆ・みりん・酒 各大さじ1/2弱］

溶き卵　1個分　／　**もみのり**　1/4枚分

作り方

① 耐熱ボウルに焼き鳥缶、たまねぎ、しいたけ、**A**を入れてふんわりラップをし、レンジに2分かける。

② 三つ葉を加えて混ぜ、平らにして卵を流しかける。ふんわりラップをして、1分ほどかける。

③ ごはんにもみのりをふり、②をのせる。

魚肉ソーセージ焼きそば

〈1人分〉		
エネルギー 437kcal	たんぱく質 18.8g	食塩相当量 1.9g

材料（1人分）

中華蒸し麺　1玉（150g）➡半分に切る

魚肉ソーセージ　1/2本（35g）➡長さ半分、縦半分の薄切りにする

豚肉（しゃぶしゃぶ用）　30g ➡2cm幅に切る　／　**酒**　小さじ1

キャベツ　1枚（50g）➡1cm幅に切る

にら　1/4束（25g）➡3cm幅に切る

しょうが　1/2かけ ➡千切りにする

A［ごま油・オイスターソース 各小さじ1］　／　**黒あらびきこしょう**　少々

作り方

① 耐熱ボウルに豚肉、酒を入れて箸で混ぜ、麺をのせてふんわりラップをし、レンジに2分ほどかける（豚肉を増やす場合は2分半に）。

② 麺をほぐし、キャベツ、にら、しょうが、魚肉ソーセージをのせ、**A**を回しかけ、両端を開けてラップをし、レンジに1分半ほどかける。

③ よく混ぜて器に盛り、好みでこしょうをふる。

ジャージャーうどん

〈1人分〉		
エネルギー 465kcal	たんぱく質 21.6g	食塩相当量 1.8g

材料（1人分）

無塩ゆでうどん　1玉（200g）

もやし　1/4パック（50g）

きゅうり　1/2本（50g）➡長さを半分にして千切りにする

A［豚赤身ひき肉 60g、豆板醤（トウバンジャン）・にんにく（チューブ）・おろししょうが 各少々、ねぎのみじん切り 大さじ1、みそ 小さじ2、みりん 小さじ2、ごま油 小さじ1］

作り方

① うどんは耐熱皿にのせ、ふんわりラップをかけてレンジに3分ほどかけ、冷水で洗って水けをしっかりきる。もやしは耐熱皿に入れ、ふんわりラップをかけてレンジに1分ほどかけ、ザルに上げる。

② 耐熱ボウルに**A**を入れて箸で混ぜ、ふんわりラップをして2分ほど加熱し、箸で混ぜる。

③ 器にうどんを盛り、もやしときゅうり、②をのせる。

ロールサンド2種

やわらかい素材をパンにのせ、ラップで
くるっと巻いて食べやすく！

卵とブロッコリー
ゆでた青菜でもおいしいです。

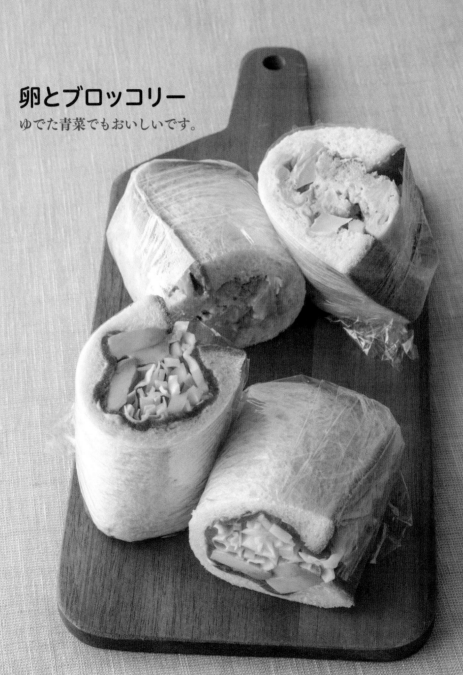

スモークサーモンとアボカド
サーモンがなければハム、アボカドがな
ければゆでアスパラも合います。

冷や汁

ツナの水煮缶を使えば、あっという間に冷や汁が作れます。

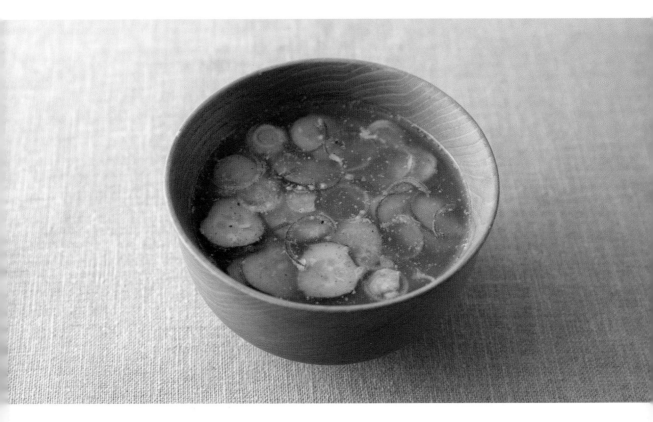

ガスパチョ風
トマトスープ

トマトジュースで簡単に。旬の時期にはトマトのすりおろしを使うと、よりフレッシュな味が楽しめます。

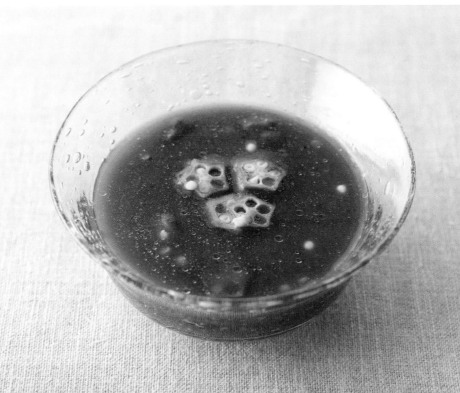

卵とブロッコリーの ロールサンド

〈1人分〉		
エネルギー 281kcal	たんぱく質 16.1g	食塩相当量 1.2g

材料 (1人分)

食パン （8枚切り）1枚

マヨネーズ 大さじ1/2

ブロッコリー 40g ➡ 1cm角に切って水にさらして水けをきる

ロースハム 1枚（15g）➡ 1cm角に切る

A ［溶き卵 1個分、牛乳 大さじ1/2］

作り方

① 耐熱ボウルにブロッコリーを入れて落としラップ（5ページ参照）をして、レンジに1分ほどかけ、汁けをきる。

② ①のボウルに**A**とハムを加えて混ぜ、ふんわりラップをして50秒ほど加熱し、熱いうちにラップで食パンの幅に形を整えて、粗熱を取る。

③ 新しいラップの上に食パンを縦に置き、マヨネーズを細く絞り、②をのせて包む。

※ゆでブロッコリーや青菜を使う場合は①での加熱は30秒にします。

スモークサーモンと アボカドのロールサンド

〈1人分〉		
エネルギー 245kcal	たんぱく質 12.7g	食塩相当量 1.1g

材料 (1人分)

食パン （8枚切り）1枚

マヨネーズ 大さじ1/2

フレンチマスタード 少々

スモークサーモン（減塩タイプ） 小3枚（30g）

アボカド 1/4個（25g）➡薄切りにする

キャベツ 15g ➡千切りにする

作り方

① ラップの上に食パンを縦に置き、マヨネーズを全体にジグザグに細い口で絞り、上半分にマスタードを少量絞る。

② サーモンを並べ、上にアボカド、キャベツをのせてラップでくるむ。

冷や汁

	〈1人分〉	
エネルギー	たんぱく質	食塩相当量
51kcal	5.2g	1.3g

材料（1人分）

きゅうり　2㎝（10g）➡小口切りにする

みょうが　1/2個 ➡小口切りにし、水に通して水けをふく

ツナ水煮缶　20g

A［みそ・白すりごま 各大さじ1/2、冷水 140㎖］

作り方

① ツナ缶の汁ごと、**A**を混ぜて椀に盛り、きゅうりとみょうがを加える。

アドバイス

水の半量を豆乳に代えれば、たんぱく質を補給でき、味もまろやかに。

ガスパチョ風トマトスープ

	〈1人分〉	
エネルギー	たんぱく質	食塩相当量
70kcal	1.4g	0.3g

材料（1人分）

トマト無塩ジュース　150㎖

A［たまねぎ（すりおろし）小さじ1、にんにく（チューブ）少々、塩 ごく少々、
　　タバスコ 少々、オリーブ油 小さじ1］

オクラ　1本 ➡小口切りにする

　　　　　　（ラップに包んでレンジに10秒ほどかけてもよい）

作り方

① トマトジュースに**A**を混ぜて器に盛り、オクラを加える。

アドバイス

セロリ、ピーマンを少量入れると香りがよくなります。トマト野菜ジュース
でも。

汁もの／加熱なし

はんぺんととろろ昆布の
すまし汁

はんぺんととろろ昆布がだし代わりの即席すまし汁です。

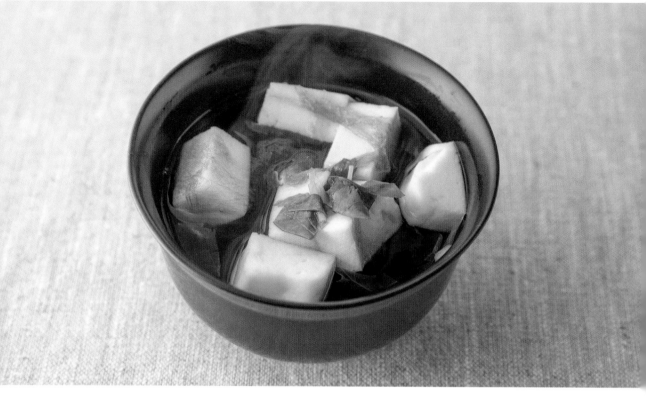

じゃこのみそ汁

じゃこをだし代わりに使った実だくさんのみそ汁です。

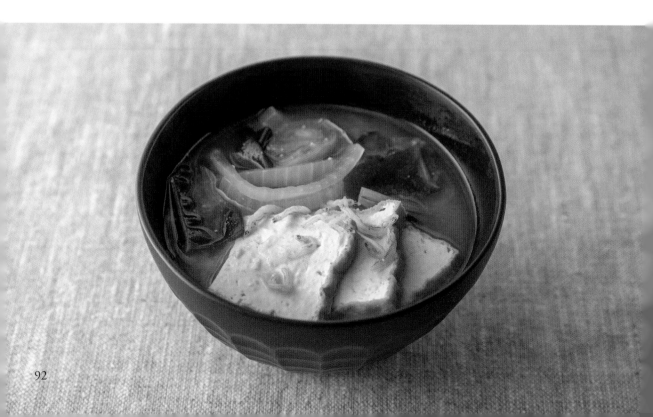

大豆入りラタトゥイユ

温・冷どちらでもおいしい。かぼちゃを使うと上手に仕上がります。大豆の代わりに角切りにした蒸し鶏を使っても。

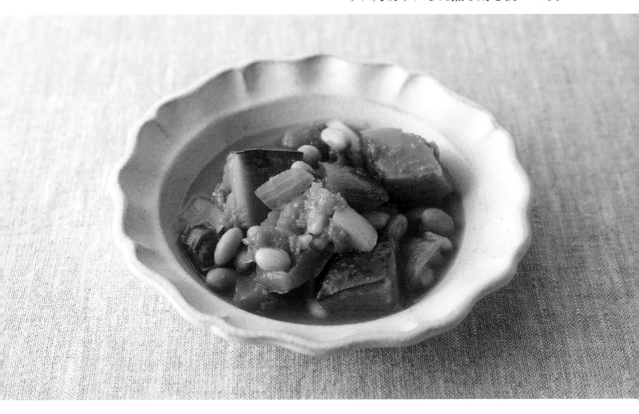

なます

大根は輪切りにしてから千切りにすると味がしみやすく、やわらかくて食べやすい。削り節を加えれば旨みもアップ。

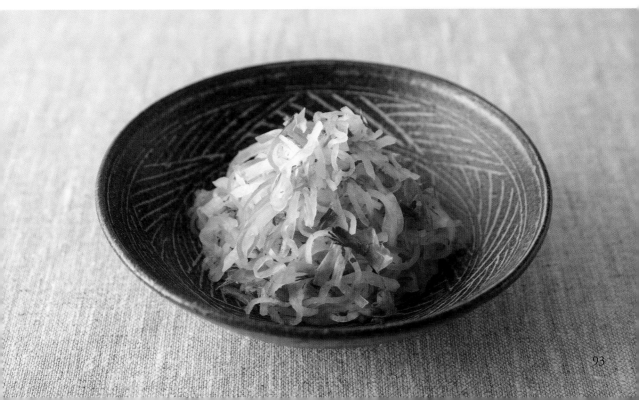

はんぺんととろろ昆布の すまし汁

	〈1人分〉	
エネルギー	たんぱく質	食塩相当量
28kcal	3.4g	1.3g

材料（1人分）

はんぺん　大1/5枚（25g）➡ 1cm幅に切る

とろろ昆布　ひとつまみ（1.5g）

糸三つ葉　1cm（3g）＊小ねぎやみょうがでもOK

薄口しょうゆ　小さじ1弱

熱湯　150mℓ

作り方

① 椀にはんぺん、昆布、三つ葉、しょうゆを入れる。

② 熱湯を注ぎ、混ぜていただく。

アドバイス

はんぺんの塩分を生かし、しょうゆは少なめにします。

じゃこのみそ汁

	〈1人分〉	
エネルギー	たんぱく質	食塩相当量
113kcal	9.2g	1.4g

材料（1人分）

ちりめんじゃこ　大さじ1/2

カットわかめ　小さじ1/2

小松菜　1/2株（25g）➡ 2cm幅に切る

たまねぎ　20g ➡横薄切りにする

厚揚げ　1/4枚（60g）➡油を抜いて、縦半分、薄切りにする

水　150mℓ

みそ　大さじ1/2

作り方

① 耐熱容器にじゃこ、わかめ、厚揚げ、小松菜、たまねぎの順に入れ、水を入れてふんわりラップをし、レンジに3分半ほどかける。

② みそを溶き入れ、ラップの両端を開け、さらに30秒ほど加熱する。

※加熱しすぎると吹きこぼれるので、2回に分けてレンジに。みそは2回目に加えます。

大豆入りラタトゥイユ

<1人分>

エネルギー	たんぱく質	食塩相当量
183kcal	7.1g	0.6g

材料（2人分）

大豆ドライパック　60g

トマト　1個（150g）➡ざく切りにする

赤パプリカ　1/4個（30g）➡1.5㎝角に切る

かぼちゃ　100g➡1.5㎝角に切る

たまねぎ　50g➡1.5㎝角に切る

にんにく（チューブ）　少々

A［オリーブ油 大さじ1、チキンコンソメ 1/2個（くずす）］

作り方

① 耐熱ボウルに大豆、たまねぎ、にんにく、パプリカ、トマト、かぼちゃの順に入れて、**A**をふって両端を開けてラップをし、レンジに6分ほどかける。

② 全体を混ぜ、両端を開けてラップをし、さらに1分ほど加熱する。

※保存期間の目安は、保存容器に入れて冷蔵庫で3〜4日。

なます

<1人分>

エネルギー	たんぱく質	食塩相当量
26kcal	1.1g	0.4g

材料（4人分）

大根　4〜5㎝（250g）➡薄い輪切りにして千切りにする

にんじん　小1/4本（25g）➡斜め千切りにする

塩　小さじ1

A［酢 大さじ1と1/2、砂糖 大さじ1/2〜1］

削り節　1人分 小パック1/2袋（1g）

作り方

① 大根とにんじんに塩をふって混ぜ、しんなりしたらよくもんで、さっと洗い、水けを絞る。

② **A**を混ぜて①を和え、食べるときに削り節を和えて器に盛る。

※保存期間の目安は、保存容器に入れて冷蔵庫で3〜4日。

アドバイス

食べるときに、カニカマ（1本）をほぐして加えてもおいしいです。

作りおき／レンジ・加熱をし

〈略歴〉

監修：女子栄養大学栄養クリニック

現代の栄養学の礎を築いた女子栄養大学の創立者・香川綾により、1969年に構内に常設されたクリニック。脂質異常症をはじめ、肥満や高血圧などの生活習慣病の予防・改善を目的に、医師や管理栄養士、運動指導員がチームとなり、指導を行なっている。

協力：蒲池桂子（かまち・けいこ）

女子栄養大学栄養クリニック教授。管理栄養士。栄養学博士。女子栄養大学栄養クリニックにて生活習慣病の栄養相談や企業向け栄養コンサルティングなどを幅広く行なっている。

料理：今泉久美（いまいずみ・くみ）

女子栄養大学栄養クリニック特別講師。料理研究家。栄養士。かんたんでわかりやすく、栄養バランスが整った料理が人気。雑誌、料理本、テレビなどさまざまなメディアで活躍している。インスタグラム kumi_imaizumi0115 に毎日の食事を掲載。

Staff
装幀デザイン　村田 隆（bluestone）
本文イラスト　よしのぶもとこ
本文デザイン　朝日メディアインターナショナル株式会社
編集協力　鈴木裕子
撮影　榎本 修
スタイリング　宮沢ゆか
栄養価計算　磯﨑真理子（女子栄養大学栄養クリニック）

女子栄養大学栄養クリニック
70歳からの 火を使わないパパッと絶品ごはん

2024年3月12日　第1版第1刷発行
2024年8月19日　第1版第2刷発行

監修者　女子栄養大学栄養クリニック
発行者　村上雅基
発行所　株式会社PHP研究所
　　　　京都本部　〒601-8411　京都市南区西九条北ノ内町11
　　　　〔内容のお問い合わせは〕暮らしデザイン出版部 ☎075-681-8732
　　　　〔購入のお問い合わせは〕普 及 グ ル ー プ ☎075-681-8818
印刷所　大日本印刷株式会社